Jörg Linditsch

ABC des Schwarzkümmels

Heilanwendungen

VERLAG PETER ERD · MÜNCHEN

Die in diesem Buch aufgeführten Ratschläge wurden von Autor und Verlag sorgfältig geprüft. Eine Garantie bzw. Haftung kann jedoch nicht übernommen werden.

1. Auflage 1997
Umschlaggestaltung: Johanna Borde
Umschlagillustration: Johanna Borde
Foto in der Innenklappe: Beat Ernst
Illustrationen: Jörg Linditsch
Satz, Gestaltung: Ulrich Ehrlenspiel

ISBN 3-8138-0451-8

Inhalt

VORWORT

Den Zugang zur Naturheilkunde fand ich in der Zeit, als ich selbst sehr schwerwiegende psychische Probleme hatte, die ein normales Leben unmöglich machten. Als ich damals meine jetzige Lebensgefährtin kennenlernte, erschloß sich für mich die Welt jenseits der Technik, der Computer, der ich lange Zeit angehörte. Mein damaliges Weltbild war von Fakten, logischen Lösungen und technisierten Bildern geprägt. Es war eine Welt, der ich eigentlich von Anfang an nicht zugehörte und die schlußendlich auch zu meiner Krankheit einen wesentlichen Teil beitrug. Wäre ich etwas wacher gewesen, wäre ich meiner Intuition, meiner inneren Stimme gefolgt, wäre mein ganzer Lebensweg vielleicht anders verlaufen. Aber vielleicht waren die vielen Jahre des Leidens nötig, um meine Sinne zu öffnen und um zu lernen. Dank der Naturheilkunde, dank der Kraft meiner positiven Gedanken und letztlich dank meiner Lebensgefährtin schaffte ich es, meine persönliche Krise zu überstehen und ein fast neues Leben zu beginnen.

Mein Interesse an den verschiedenen Methoden der Naturheilkunde wuchs mit den positiven Erfahrungen, die ich selbst machte und die ich bei anderen beobachten konnte. Die Naturheilkunde kann auf verschiedenste Heilmethoden und Heilmittel verweisen, die dem Kranken auf seinem Weg zur Gesundung helfen kann.

Der Schwarzkümmel ist dabei eines unter den vielen wunderbaren Mitteln aus dem Reich der Natur. Mit seiner Hilfe lassen sich viele Beschwerden lindern, besonders jene, die aufgrund eines geschwächten Immunsystems entstanden sind. Wir soll-

ten der Natur für dieses und die vielen anderen Heilmittel danken, die uns auf natürlichem Weg die Gesundheit zurückgeben oder erhalten können.
Trotzdem sollten Sie nie vergessen, daß der Prozeß der Heilung ausschließlich durch den Menschen selbst vollzogen werden kann. Mit seinem Wollen, seinen positiven Gedanken kann er selbst sein Schicksal lenken und damit zu einem positiven Leben, seiner Gesundheit und seinem Wohlbefinden beitragen. Egal, um welches Problem es sich handelt, auch die natürlichen Heilmittel alleine werden keine Wunder wirken, wenn nicht auch Sie bereit sind, aktiv mitzuarbeiten.

Jörg Linditsch, Graz, Mai 1997

Die Geschichte des Schwarzkümmels

Schwarzkümmel, ein altes Heilmittel

Der Schwarzkümmel galt schon in Ägypten als wertvolles Heilmittel. Es ist bekannt, daß die Pharaonen von ihren Leibärzten bei verschiedensten Krankheiten mit Schwarzkümmel behandelt wurden. Anläßlich der Graböffnung des Pharaos Tut-ench-Amun fanden Archäologen ein Fläschchen Schwarzkümmelöl, das als Grabbeigabe wohl auch die Leiden im Jenseits lindern sollte. Aus Aufzeichnungen geht hervor, daß der Schwarzkümmel seine hautpflegenden Eigenschaften schon an Kleopatra und Nofretete entfalten durfte.
Im »Buch der Genesung der Seele«, ein im 10. Jahrhundert von dem islamischen Arzt und Philosophen Ibn Sina verfaßten medizinischen Werk, wird der Schwarzkümmel wegen seines breitgefächerten Wirkungsspektrums immer wieder als Heilmittel erwähnt. Der islamische Prophet Mohammed (570-632 n. Chr..) verewigte den Schwarzkümmel in seinem berühmten Buch »Hadith« mit den Worten: »Der Schwarzkümmel heilt jede Krankheit außer dem Tod.«

Wie der Schwarzkümmel nach Deutschland kam

Trotz seiner langen Geschichte und Tradition in den arabischen und asiatischen Ländern fand der Schwarzkümmel keinen rechten Zugang nach Europa. Erst vor wenigen Jahren wurde der Schwarzkümmel in Europa bekannt. Folgendermaßen soll er zu uns gekommen sein:
Eine wertvolle Araberstute, die Spitzenleistungen in der Dres-

sur gebracht hatte, erkrankte plötzlich an heftigen Asthmaanfällen. Nach unzähligen erfolglosen Behandlungsversuchen mit Cortisonpräparaten wurde ein Naturheilmediziner hinzugezogen. Doch auch er konnte trotz aller Anstrengungen keine Erfolge verbuchen. So kontaktierte er einen befreundeten ägyptischen Arzt, der ihm sofort Schwarzkümmel als Heilmittel empfahl. Das Tier wurde wochenlang mit Schwarzkümmel behandelt und konnte sich schon bald wieder alter Frische erfreuen. Von da an hatte der Schwarzkümmel einen festen Platz in der Praxis vieler Mediziner hierzulande.

Schwarzkümmel - das Allheilmittel der Zukunft?

Langsam wuchs der Bekanntheitsgrad des Schwarzkümmels aufgrund seiner ausgezeichneten Heilerfolge, und er ist nunmehr im deutschsprachigen Raum in aller Munde. Schwarzkümmel ist ein natürliches Mittel, das keine unerwünschten Nebenwirkungen hervorruft. Seine Eigenschaft, das Immunsystem zu stimulieren und zu kräftigen, begünstigt die Heilungschancen bei sehr vielen Krankheiten. Selbst Schulmediziner sind von der außerordentlichen Wirkung des Schwarzkümmels überzeugt. In den USA laufen seit einigen Jahren verschiedenste Versuchsreihen, den Schwarzkümmel auch bei schweren Krankheiten wie Krebs einzusetzen. Die ersten Ergebnisse brachten überraschende Ergebnisse ans Tageslicht und bestätigten das enorme Heilpotential des Schwarzkümmels.

Trotz aller positiven Beurteilungen des Schwarzkümmels sollte man davon Abstand nehmen, ihn als Allheil- oder Wundermittel in den Himmel zu heben. An erster Stelle steht der Mensch mit seinen körperlichen und mentalen Fähigkeiten, der die Verantwortung für den Verlauf seiner Krankheiten übernehmen muß, denn man sollte nie vergessen, daß eine »Heilung« der

Krankheit nur durch den Menschen selbst bewirkt werden kann. Der Schwarzkümmel ist ein sehr wertvolles Heilmittel, das uns die Natur geschenkt hat. Er wird viel dazu beitragen können, dem Menschen bei der Überwindung seiner Krankheiten zu helfen und ihn vor diesen zu bewahren.

Schwarzkümmel-Biographie

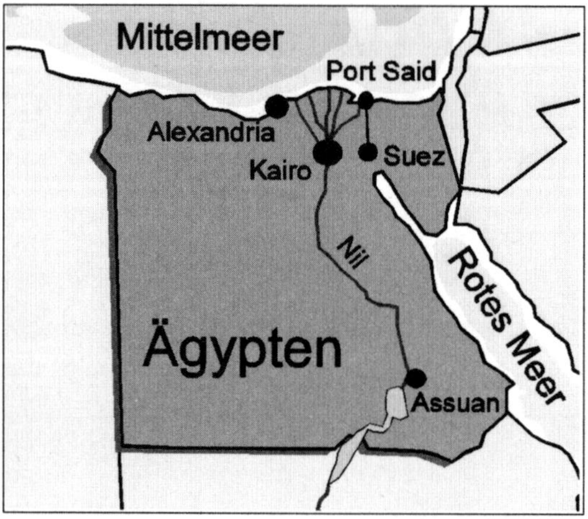

Die ursprüngliche Heimat des Schwarzkümmels (Nigella sativa) war Kleinasien. Heute wird er in Ägypten, Amerika, Indien, Pakistan, Iran usw. kultiviert. Auch in unseren Breiten ist der Schwarzkümmel beheimatet, allerdings meist nur als Zierpflanze. Der aus Ägypten stammende Schwarzkümmel hat die stärkste Heilwirkung und wird deshalb bevorzugt für die Arzneimittelherstellung eingesetzt.

Der Schwarzkümmel reiht sich ein in die Gattung der Hahnenfußgewächse (Ranunculaceae). Die einjährige Pflanze hat stark geteilte, grün glänzende Blätter, behaarte Stengel und erreicht eine Höhe von 60 Zentimetern. Die schwarzen, ei- oder keilförmigen Samen sind unter einer Kapsel versteckt. Sie entwickeln intensive Geruchsstoffe, die an Anis erinnern, besonders dann, wenn man die Samen zwischen den Fingern verreibt.

PETER ERD **Info**

Mentaltraining, Alternatives Heilen, Lebenshilfe, Esoterik

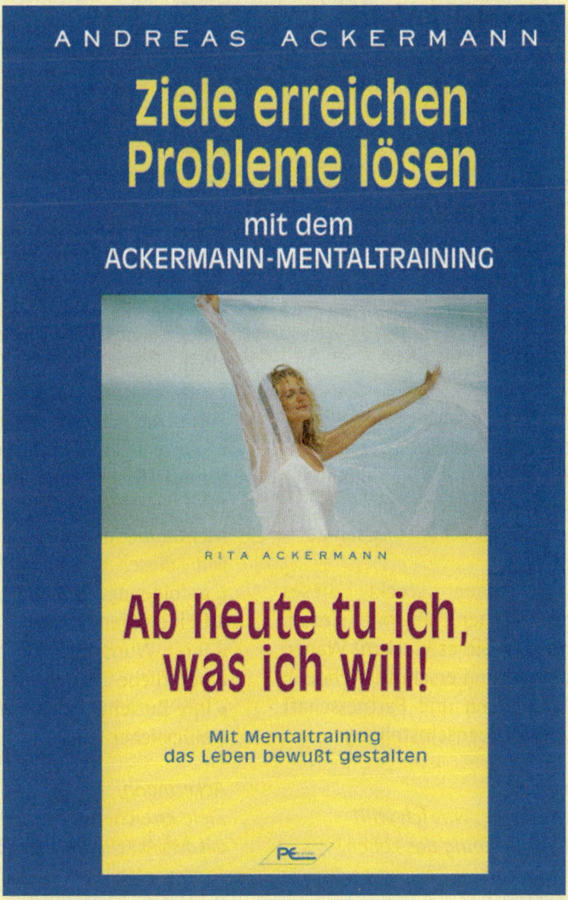

Mit Mentaltraining das Leben bewußt gestalten

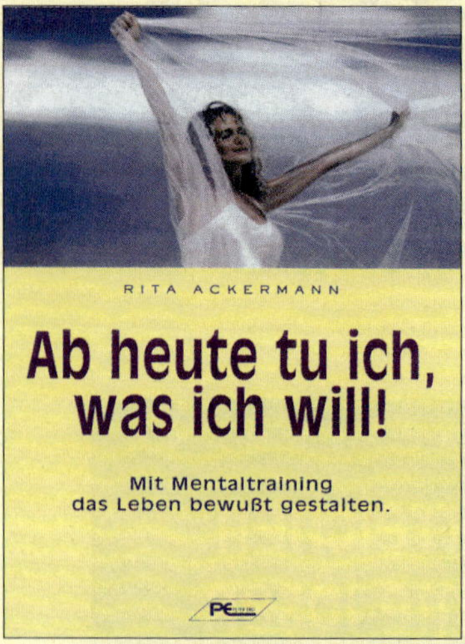

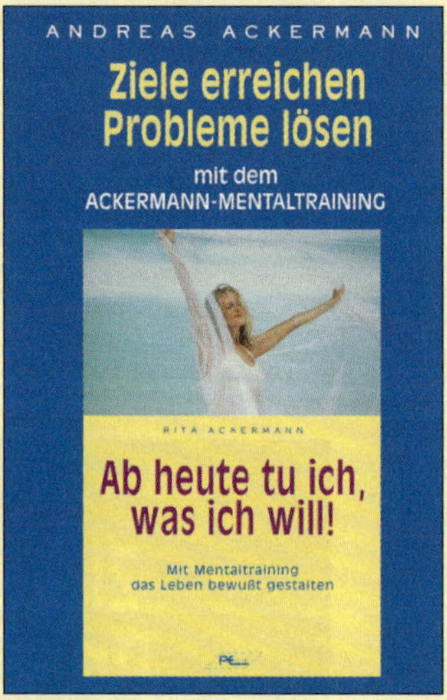

- **Mentaltraining für Männer und Frauen**
- **Mentaltraining mit Übungen und Techniken**

Hilf dir selbst, sonst hilft dir keiner! Nach diesem Motto schaffte es die Autorin, sich trotz einer schlimmen Kindheit und Jugendzeit ein überdurchschnittlich schönes Leben zu kreieren.
Auch in Ihnen steckt dieses Potential! Lernen Sie mit diesem Ratgeber, wie Sie es wecken! Wagen Sie jetzt Ihre lang ersehnte Wende in Beruf, Beziehung und Partnerschaft und in Ihrer Lebenseinstellung.

Ackermann,
Ab heute tu ich, was ich will!
Mit Mentaltraining das Leben bewußt gestalten
ISBN 3-8138-0454-2
144 Seiten, kartoniert
DM 24,80 / sFr 23,- / öS 181,-

Andreas Ackermann, einer der erfolgreichsten Mentaltrainer Europas, hat diese einzigartige Cassette entwickelt und besprochen.
Er erklärt Ihnen in erzählerischer Form die Essenz zur Thematik »Ziele erreichen« bzw. »Probleme lösen«. Diesem theoretischen Teil folgt dann jeweils die praktische Mentalübung.
Mit diesen Übungen können Sie u.a. folgendes erreichen:

- Geldprobleme lösen
- Ihren Wunschpartner anziehen
- berufliche Ziele erreichen
- Ihre Beziehungen verbessern
- glücklicher leben

Ackermann,
Ziele erreichen – Probleme lösen
mit dem ACKERMANN-MENTALTRAINING
Toncassette
ISBN 3-8138-0462-3
DM 28,- / sFr 28,- / öS 204,-

Deiters,
ABC der
Runenkraft
SBN3-8138-0448-8
DM 19,80 / sFr 19,-
öS 145,-

Kölsch,
ABC der NLP-
Anwendungen
SBN3-8138-0450-X
DM 19,80 / sFr 19,-
öS 145,-

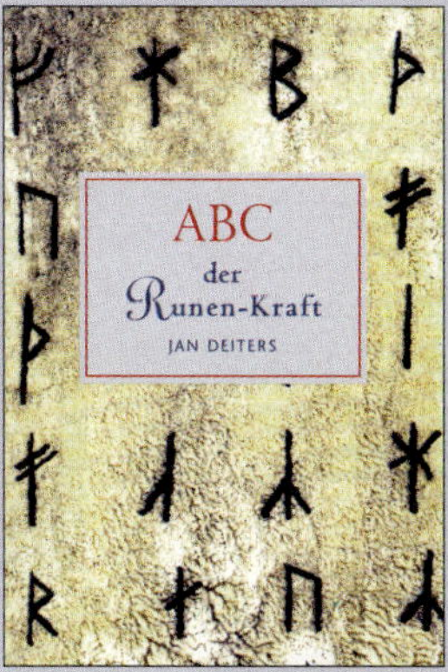

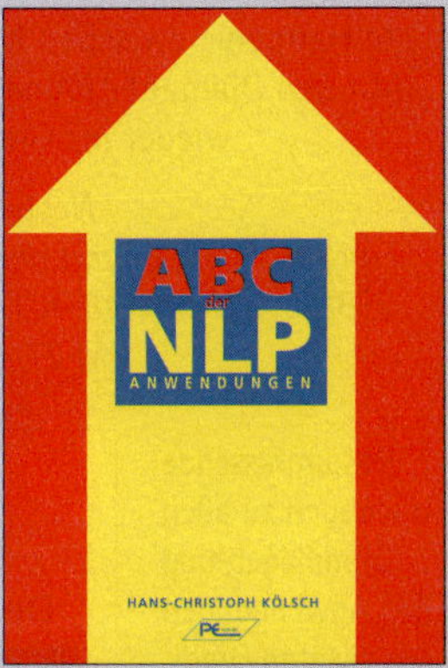

Linditsch,
ABC des
Apfelessigs
S BN 3-8138-0462-5
DM 19,80 / sFr 19,-
öS 145,-

Linditsch,
ABC des
Grapefruitkerns
SBN 3-8138-0452-6
DM 19,80 / sFr 19,-
öS 145,-

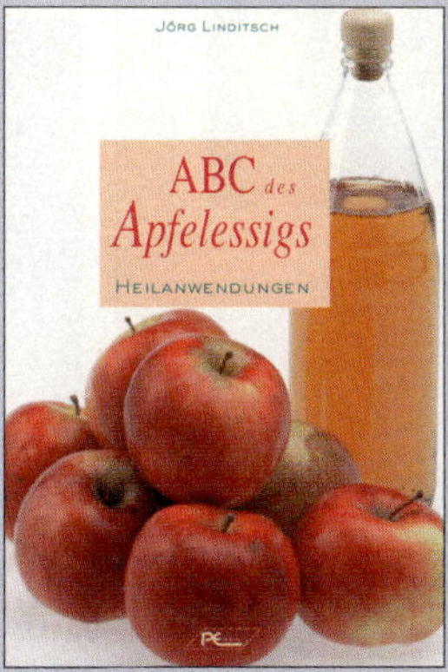

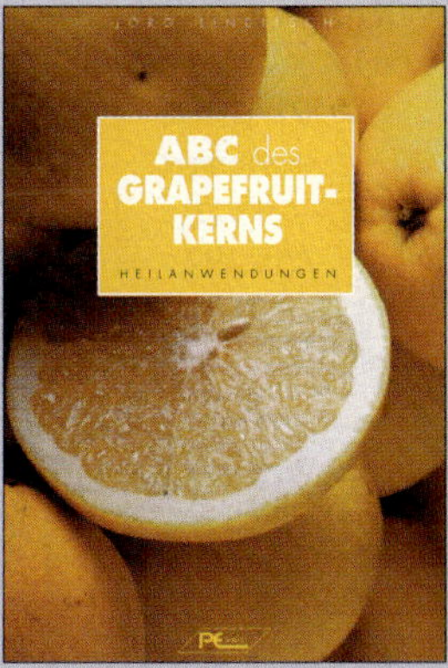

Die ABC-Reihe der Heilanwendungen
Nachschlagen und sofort Rat finden

- Die Anwendungen sind von A-Z angeordnet und bieten die schnellste Information für jedes Bedürfnis!
- Zu jeder Anwendung werden zusätzliche Tips aus anderen Bereichen des Alternativen Heilens geboten.
- Die Umschlagklappen enthalten praktische Übersichtstabellen!

Allergien sind nichts anderes als eine gestörte Harmonie zwischen Mensch und Umwelt. Mit den Diamant-Übungen können Sie diese wieder ins Gleichgewicht bringen.

Nestmann, Diamant-Reiki
Frei von Allergien mit den Diamant-Übungen
ISBN 3-8138-0446-1, 137 Seiten, kartoniert
DM 27,- / sFr 25,- / öS 197,-

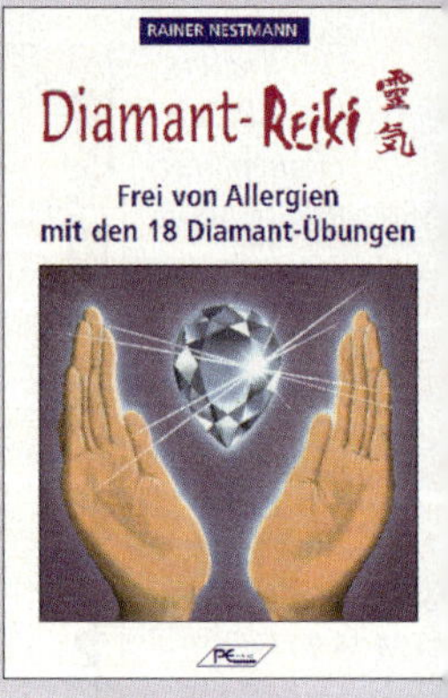

Das umfassende Handbuch zu allen Grundlagen und den Anwendungen des zweiten Grads.

Warnecke,
Reiki –
Der zweite Grad
ISBN 3-8138-0410-0
171 Seiten,
kartoniert
DM 27,- / sFr 25,- / öS 197,-

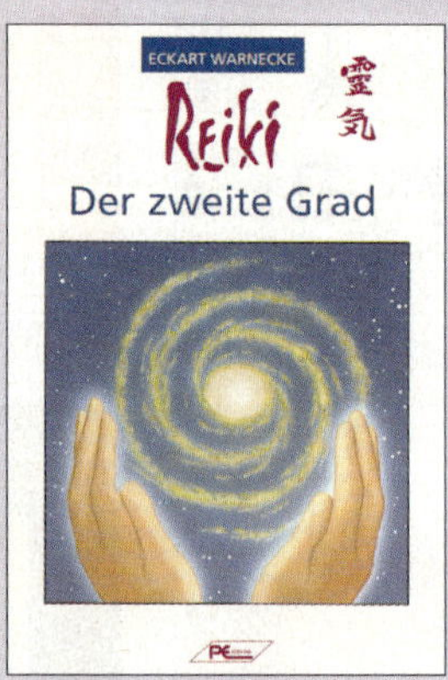

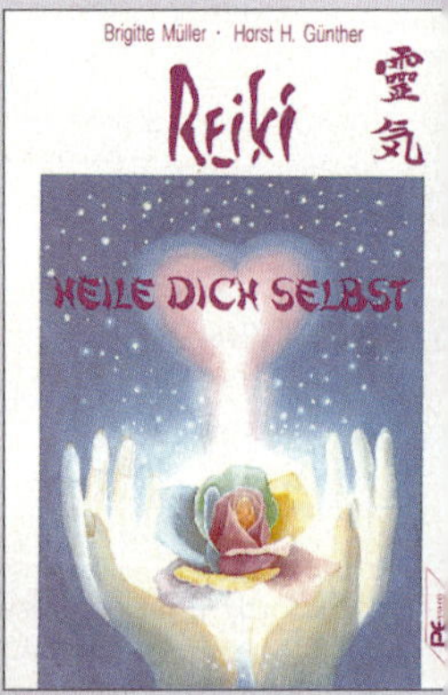

Das Reiki-Standardwerk – in der 18. Auflage

Müller/Günther, Reiki – Heile Dich selbst
ISBN 3-8138-0209-4
250 Seiten, kartoniert
DM 27,- / sFr 27,- / öS 197,-

Begleitend zum Buch:
Toncassetten von Brigitte Müller

- Reiki-Chakra-Selbstbehandlung
  ISBN 3-8138-0213-2
- Das Geschenk des Wohlstands
  ISBN 3-8138-0444-5
- Heilungsvisualisation mit dem smaragdgrün-violetten Licht, ISBN 3-8138-0445-3
- Visualisieren der 12 Sonnen-Chakra-Strahlen
  ISBN 3-8138-0275-2
- Visualisieren der Violetten Flamme
  ISBN 3-8138-0278-7

Alle TC zu DM 28,- / sFr 28,- / öS 204,-

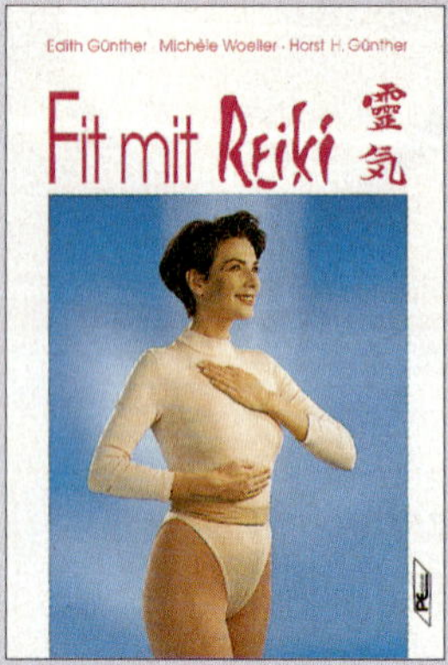

Mit Reiki zu Schönheit und Gesundheit!
Günther/Woeller, Fit mit Reiki
ISBN 3-8138-0367-8,
170 Seiten, kartoniert
DM 27,- / sFr 27,- / öS 197,-

Begleitend zum Buch: TC
Die Reiki-Selbstbehandlung
ISBN 3-8138-0375-9
DM 28,- / sFr 28,- / öS 204,-

Die Inhaltstoffe

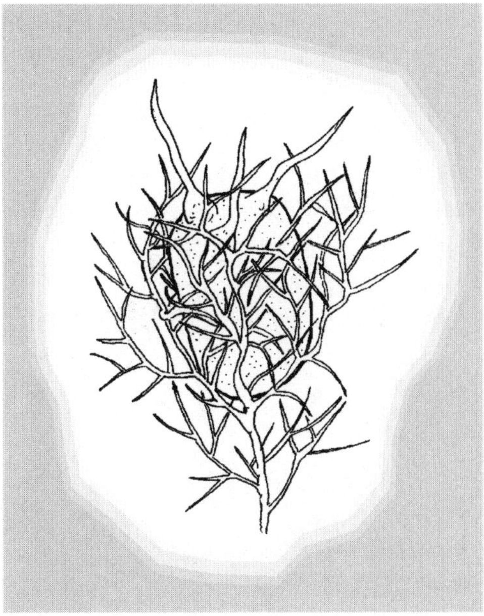

Die Pflanze besteht aus:

- 35% pflanzlichen Fetten (fette Öle, ätherische Öle)
- 38 % Kohlehydraten
- 21 % Eiweiß
- 6 % weiteren Inhaltsstoffen.

Über 100 verschiedene Wirkstoffe

Der Schwarzkümmel verdankt sein enormes Wirkungsspektrum über 100 verschiedenen Komponenten: Die 33 % fetten Öle beinhalten wertvolle, mehrfach ungesättigte Fettsäuren, einfach ungesättigte Fettsäuren und gesättigte Fettsäuren.

Die überwiegenden Fettsäuren sind:

- Lineolsäure
- Ölsäure
- Palmitinsäure
- Myristinsäure
- Arachinsäure
- Palmitoleinsäure
- Linokensäure
- Behensäure

und weitere

Den Anteil von bis zu 1,5 % ätherischen Ölen machen aus:

- Nigellon
- p-Cymol
- Pinen
- Thymochinon

Weitere Wirkstoffe sind:

- Alpha-Pinen
- Beta-Pinen
- Sabinen
- Limonin
- Myrcen
- 1,8-Cineol
- Alpha-Terpinen
- Kampfer
- Artemisiaketon
- Sabinenhydrat
- Linalool
- Beta-Thujon
- Bornylacetat
- Borneol
- Carvon
- Thymol
- Carvacrol

und weitere

Schwarzkümmel ist nicht gleich Schwarzkümmel

Es gibt verschiedene Arten von Schwarzkümmel, die nicht nur in ihrem Aussehen etwas unterschiedlich sind, sondern auch weniger Heilwirkung entwickeln als Nigella sativa. Manche Arten des Schwarzkümmels (beispielweise Nigella garidella) sind sogar giftig. Für die Heilanwendung sollte ausschließlich Nigella sativa verwendet werden. Da mittlerweile verschiedenste Produkte unterschiedlichster Preisklassen als Schwarzkümmelöl verkauft werden, ist es ratsam, nur geprüftes Schwarzkümmelöl zu erwerben. Lieber etwas mehr Geld in der Apotheke oder beim einschlägigen Fachhandel ausgeben, als eine nicht nachvollziehbare Qualität bei einem Billiganbieter kaufen!

Aufzucht und Ernte

Der Schwarzkümmel aus Ägypten hat die stärkste Heilwirkung und wird deshalb auch von qualitätsbewußten Herstellern am liebsten verwendet. Schwarzkümmel wird in ganz Ägypten angebaut. Seine bevorzugten Regionen sind jedoch das südliche Ägypten, denn es bietet die idealen Voraussetzungen für das beste Gedeihen der Pflanze. Der Schwarzkümmel liebt warmes, trockenes Klima und sandige Böden. Der Anbau erfolgt im September, die Ernte im Sommer.

Ölgewinnung

Schwarzkümmel wird in verschiedenen Darreichungsformen als Heilmittel eingesetzt, beispielsweise in gemahlener Form, in unberührter Form oder als Öl. Zur Gewinnung des hochwertigen Schwarzkümmelöls werden die Pflanzen nach der Ernte ausreichend getrocknet. Die durch das Dreschen gewonnenen Samen werden anschließend in luftigen Säcken aus Baumwolle oder Leinen gelagert. Um den Samen das Öl zu entlocken, werden sie auf althergebrachte Weise mit einer Steinmühle zermahlen und anschließend kalt gepreßt. Es gibt auch noch andere Verfahren, das Öl zu gewinnen, wie die Extraktion mit Äther oder Hexan. Für den medizinischen Bereich sollte jedoch ausschließlich das kalt gepreßte Schwarzkümmelöl verwendet werden.

DAS WIRKUNGSSPEKTRUM DES SCHWARZKÜMMELS

Seit vielen Jahrtausenden wird der Schwarzkümmel bei verschiedensten Beschwerden erfolgreich angewendet. Selbst letzte wissenschaftliche Untersuchungen bestätigen das ungeheure Potential des Schwarzkümmels. Seine über 100 Inhaltsstoffe ermöglichen eine Vielzahl von Anwendungsmöglichkeiten im therapeutischen Einsatz gegen unterschiedlichste Erkrankungen. Schwarzkümmel wirkt:

- **bakterienabtötend** (bakterizid, antiseptisch) bei Verletzungen aller Art (als Desinfektionsmittel), bei Hautunreinheiten (Akne), bei Infektionen der Atemwege, bei entzündlichen Prozessen.
- **pilzabtötend** (fungizid, antimykotisch) bei Pilzerkrankungen jeglicher Art,
- **virenabtötend** (antiviral) bei Krankheiten, die durch Viren verursacht werden, wie z.B. Erkältungskrankheiten,
- **immunsystemstärkend** als regulative und vorbeugende Maßnahme.

Sein Hauptpotential beruht auf seiner ausgezeichneten Eigenschaft, das Immunsystem günstig zu beeinflussen. Krankheiten, die infolge eines geschwächten Immunsystems auftreten, können mit Hilfe des Schwarzkümmels gelindert oder gänzlich geheilt werden.

Das Immunsystem

Der menschliche Körper ist täglich dem Angriff unzähliger Krankheitserreger, wie Bakterien, Viren oder Pilzen, ausgesetzt. Das Immunsystem hat die Aufgabe, diese Erreger abzuwehren. Das Blut und das Lymphsystem beheimatet Milliarden von verschiedenen Zellen. Einige dieser Zellen sind nur auf die Abwehr von unerwünschten Eindringlingen programmiert.

Aufbau des Immunsystems

Am bekanntesten sind die roten und weißen Blutkörperchen. Die roten Blutkörperchen (Erythozyten) versorgen das Körpergewebe mit Sauerstoff und sind somit für die Regeneration der Zellen mitverantwortlich. Die weißen Blutkörperchen (Leukozyten) sind eine Art Schutztruppe im Blut; sie wehren unerwünschte Eindringlingen ab. Ihre Zahl vermehrt sich bei entzündlichen Prozessen im Körper drastisch.
Eine wichtige Rolle spielen dabei die Lymphozyten, eine Gruppe der weißen Blutkörperchen. Sie werden in weitere Untergruppen aufgeteilt, denen jeweils eine spezielle Aufgabe im komplizierten Abwehrmechanismus des Körpers zukommt.

B-Lymphozyten: Sie produzieren sogenannte Antikörper, die auf die eindringenden Fremdkörper reagieren und Alarm schlagen. Unter ihnen gibt es spezielle Gedächtniszellen, die in der Lage sind, die Merkmale der Eindringlinge zu speichern.

T-Lymphozyten: Sie sind die eigentliche Armee, die zum Kampf gegen die Fremdkörper ausgeschickt wird. Auch sie werden in verschiedene Zielgruppen unterteilt, die alle unterschiedliche Aufgaben erfüllen:

NK-Zellen (Killerzellen)
Suppressor-Zellen
Helfer-Zellen
Makrophagen (Freßzellen)
Granulozyten (entzündungshemmende Zellen)

Zell-Kasernen

Im Normalfall befinden sich etwa 5 bis 15 % der Abwehrzellen im Blutkreislauf, sozusagen als Wächtertruppe, die bei Gefahr Alarm schlagen. Erst bei Kontakt mit einem eindringenden Fremdsystem kommen auch die übrigen Abwehrzellen aus ihren »Kasernen«, um den Eindringling mit vereinten Kräften zu vernichten. In »Friedenszeiten« hält sich ein Großteil der Abwehrzellen in folgenden Organen auf:

- Thymusdrüse
- Schleimhaut
- Milz
- Knochenmark
- Lymphknoten
- Mandeln
- Blinddarm
- Darm

Die Abwehrstrategie des Immunsystems

Dringt ein Fremdkörper in den menschlichen Organismus ein, wird dieser als erstes von den B-Lymphozyten kontaktiert, die ihrerseits sofort beginnen, Antikörper zu bilden. Die Antikörper greifen den Eindringling an und kennzeichnen ihn. Zudem haben spezielle Gedächtniszellen die Eigenschaft, die Merkmale der Eindringlinge zu registrieren und sie zu speichern. Wenn der gleiche Eindringling Jahre später den menschlichen Orga-

nismus überfällt, erinnern sich die Gedächtniszellen sofort an seine Beschaffenheit und bilden entsprechende Antikörper.
Die eigentliche Zerstörung der Eindringlinge ist die Aufgabe der T-Lymphozyten (Freßzellen, Helferzellen, Killerzellen, Suppressorzellen). Sie werden nach dem Kontakt der Antikörper mit dem Eindringling alarmiert. Zudem erhöhen sie die Körpertemperatur und steigern die Durchblutung, was zum einen ein vermehrtes Bilden von Abwehrzellen, zum anderen ein Verbrennen und Ausscheiden von Giftstoffen bewirkt.
Die einmal aktivierten Abwehrzellen würden auch nach der Vernichtung der Eindringlinge ihr zerstörerisches Werk an gesunden, körpereigenen Zellen weiterführen, wären da nicht die Suppressorzellen. Sie deaktivieren nach dem Überwinden einer Infektion die fortlaufende zerstörerische Tendenz der Abwehrzellen und sorgen für eine Wiederherstellung des Normalzustands.

Störungen im Immunsystem

Ein harmonisches Zusammenspiel der Abwehrzellen und der Suppressorzellen ist unter anderem maßgebend für ein funktionierendes Immunsystem. Ist dieses Gleichgewicht gestört, kommt es zu dessen Schwächung und daraus resultierend zu Folgeerkrankungen.

Zu viele Suppressorzellen

Nehmen die Suppressorzellen überhand, werden die Abwehrzellen dermaßen gehemmt, daß Viren, Bakterien oder Pilze nahezu ungehinderten Zutritt zum menschlichen Organismus haben. Es kommt zu Infektionskrankheiten, Magen-Darm-Erkrankungen, Hautinfektionen; oder es kommt noch schlimmer, und es macht sich beispielsweise eine Krebserkrankung breit. Man spricht auch von Immunschwäche.

Zu viele Abwehrzellen

Im Normalfall wird den Abwehrzellen (Freßzellen, Killerzellen, Helferzellen usw.) durch die Suppressorzellen (Kontrollzellen) Einhalt geboten, um sie am Angriff auf körpereigenes Gewebe zu hindern. Sind die Kontrollzellen zu schwach oder ist ihre Anzahl zu gering, kommt es zu einer Übersteuerung und einer Blockade des Immunsystems. In der Fachsprache wird dies als autoaggressive Immunreaktion bezeichnet. Krankheiten, die daraus resultieren können, sind:

- Rheuma
- Morbus Bechterew
- Nierenerkrankungen
- Leukämie
- Lungenfibrose
- verschiedene Hepatitisformen
- Zirrhosen
- Nervenerkrankungen
- Gefäßentzündungen
- Allergien
- Epilepsie
- Zuckerkrankheit

Das geschwächte Immunsystem

In der westlichen Welt ist seit langem eine ständige Zunahme von Krankheiten zu beobachten. Besonders auffällig ist die rasante Zunahme von Allergien sowie Infekt- und Arterioskleroseerkrankungen und verschiedensten Krebsarten. An chronischen Erschöpfungszuständen leiden in der deutschen Bevölkerung etwa 1,5 Millionen Menschen.

Eine große Zahl dieser Krankheitsbilder läßt sich auf ein geschwächtes Immunsystem zurückführen. Die Hauptursache dafür liegt in der völlig unnatürlichen, hektischen Lebensweise und den Belastungen aus der Umwelt, die fast symptomatisch für die westliche zivilisierte Welt sind. Die Menschen sind gänzlich überlastet, permanentem Streß und Umweltgiften ausgesetzt, abseits jedes natürlichen Lebensrhythmus, falsch ernährt und konsumieren zu viel Genußmittel, Drogen und Medikamente. Der Körper ist einfach nicht mehr in der Lage, sein natürliches, regulatives System aufrechtzuerhalten. Das Immunsystem ist überlastet, reagiert über, ist aus dem Gleichgewicht. Körperliche und seelische Krankheiten sind die Folge.

Eine Abwehrschwäche kann sich durch verschiedenste Symptome äußern:

- immer wiederkehrende Infekte oder Pilzerkrankungen
- Durchfall, Gewichtsabnahme
- Verdauungsstörungen
- Hauterkrankungen
- Schmerzen, für die keine Ursache zu finden ist
- chronische Erkrankungen
- chronische Müdigkeit
- Leistungsabbau
- geistige Erschöpfung
- Durchblutungsstörungen
- Potenzstörungen
- Kopfschmerzen
- Allergien
- Schleimhautgeschwüre

Verursacher des Immunsystemdefekts

Wie schon vorhin erwähnt, sind es verschiedenste Faktoren, die für eine Störung des Immunsystems verantwortlich gemacht werden können.

- *Psychische Belastungen, Streß*

Gesellschaftliche Normen, Leistungsdruck, Vereinsamung usw. – all das sind psychische Belastungen, die auf das körperliche Wohlbefinden einwirken und das Immunsystem schwächen.

Bewegungsarmut

Ein gesundes Geist-Seele-Körper-Verhältnis ist für das harmonische Funktionieren unseres Organismus notwendig. Mangelnde Bewegung führt zu einer Störung dieses Gleichgewichts. Der Körper wird nicht ausreichend durchblutet, nimmt zu wenig Sauerstoff auf, die Muskeln erschlaffen, der Stoffwechsel sinkt. Körper und Geist werden beeinträchtigt, und das Immunsystem wird geschwächt.

◆ *Umweltgifte*
Der menschliche Organismus ist darauf ausgerichtet, seine natürlichen Feinde zu bekämpfen. Giften aus der Umwelt ist er jedoch hilflos ausgeliefert. Insektenvertilgungsmittel, Schwermetalle, chemische Stoffe, Tabak usw. schädigen den Körper nachhaltig.

◆ *Falsche Ernährung*
Ein großer Teil der zivilisatorischen Krankheiten, wie Herzinfarkt, Diabetes, Osteoporose, werden durch falsche Eßgewohnheiten und die mangelnde Qualität der Nahrungsmittel begünstigt oder sogar verursacht. Die Menschen essen zu viel, zu hastig, zu unregelmäßig und vor allem meist das Falsche. Der Organismus wird mit zu wenig Spurenelementen, Mineralstoffen und Vitaminen versorgt, mit Kohlehydraten, Salz und tierischen Fetten überfüttert und erhält zuwenig Ballaststoffe. All diese Faktoren belasten den Organismus und führen zu verschiedensten Folgeerkrankungen und zu einer Schwächung des Immunsystems.

◆ *Alkohol und Tabak*
Alkohol und Tabak schädigen bei ständiger und intensiver Anwendung den Organismus.

◆ *Medikamente*
Auch verschiedenste Medikamente haben beträchtliche Nebenwirkungen, die bei längerer Anwendung den Organismus stark beeinträchtigen können. Antibiotika beispielsweise

bekämpfen nicht nur Entzündungsherde, sondern machen das Immunsystem auch träge, so daß es auf seine natürlichen Feinde nicht mehr in gewohnter Weise reagieren kann. Ähnliche Nebenwirkungen hat beispielsweise auch Kortison.

◆ *Unentdeckte Entzündungsherde*
Entzündungsherde im Körper, die unentdeckt bleiben, beschäftigen das Immunsystem permanent. Durch diese dauerhafte Auslastung hat es für seine normalen Aufgaben weniger Reserven zur Verfügung und kann den Organismus nicht in der gewohnten Weise schützen.

Natürliche Maßnahmen zur Kräftigung des Immunsystems

Die Faktoren für einen Defekt im Immunsystem sind sehr vielfältig und in erster Linie auf die Lebensweise und Ernährungsgewohnheiten des modernen, zivilisierten Menschen zurückzuführen. Es gibt in der Naturheilkunde eine Reihe von Maßnahmen, um das Immunsystem zu kräftigen. Der Schwarzkümmel ist eine davon. An erster Stelle sollte jedoch nicht die symptomatische Behandlung, sondern die Ursachenbeseitigung stehen. Wenn Zeichen einer Immunsystemschwäche auftreten, sollten Sie gezielt Ihre Lebens- und Ernährungsgewohnheiten analysieren, um effektive Auslöser oder Verursacher zu identifizieren und entsprechende Gegenmaßnahmen zu ergreifen. Stellen Sie beispielsweise Ihre Ernährung um, achten Sie auf qualitative Lebensmittel, stellen Sie das Rauchen ein, treiben Sie regelmäßig Sport. Nehmen Sie das Schwarzkümmelöl wenigstens ein halbes Jahr lang ein, um dem Immunsystem bei seinem Wiederaufbau zu helfen.

Immunsystem-Therapie mit Schwarzkümmel

Ungesättigte Fettsäuren

Einer der Hauptbestandteile des Schwarzkümmels sind seine ungesättigten Fettsäuren, die eine wesentliche Rolle für unseren Stoffwechsel, die inneren Organe und die Nerven spielen, vom Körper selbst aber nicht hergestellt werden können. Einige der ungesättigten Fettsäuren des Schwarzkümmels sind in der Lage, die hormonähnlichen Stoffe Prostaglandin E_1 und Prostaglandin E_2 zu synthetisieren. Diese beiden Stoffe, zusammen mit der Gammaglobinsäure, auch im Schwarzkümmel enthalten, wirken harmonisierend auf das Immunsystem.
Zudem sind die ungesättigten Fettsäuren des Schwarzkümmels in der Lage, den Cholesterinspiegel zu regulieren, den überhöhten Blutdruck zu senken, Entzündungen einzudämmen, die Wundheilung zu beschleunigen, die Haut zu straffen und vieles mehr.

Stabilisierung des Immunsystems

Allergische Reaktionen, Hauterkrankungen, Gelenkentzündungen und andere Krankheiten, die auf ein defektes Immunsystem hinweisen, können durch die Stabilisierung des Immunsystems zur Heilung gebracht werden.

Allergien

Besonders bei allergischen Reaktionen, wie Heuschnupfen, allergischen Hauterkrankungen, Asthma usw. zeigt der Schwarzkümmel eine enorme Wirkung. In Studien wurde nachgewiesen, daß 70 % der Allergiker mit Schwarzkümmelöl geheilt werden konnten.

Vorbeugung mit Schwarzkümmel

Zu allen anderen Maßnahmen zugunsten eines gesünderen Lebens kann der Schwarzkümmel als tägliche Nahrungsergänzung die Gesundheit erhalten und Krankheiten vorbeugen.

Wie wird Schwarzkümmel angewendet?

Schwarzkümmel ist in verschiedenen Darreichungsformen, als Öl in Kapseln, als offenes Öl oder als Samen erhältlich. Die innere und äußere Anwendung von Schwarzkümmel kann je nach Verwendungszweck unterschiedlich ausfallen. Oft wird das bloße Schwarzkümmelöl oder der Samen verwendet, manchmal aber auch Spezialrezepturen, die sich im Laufe der Generationen als wirkungsvoller erwiesen haben. Die genauen Anwendungsvorschriften werden bei den jeweiligen Beschwerdesymptomen ausführlich beschrieben.

Innere Anwendung von Schwarzkümmel

Schwarzkümmel ist ein Naturprodukt. Auch Kinder können ohne Bedenken mit Schwarzkümmel, allerdings in geringerer Dosierung, behandelt werden. Grundsätzlich sollte man bei der Einnahme von Schwarzkümmel folgende Dosierungsvorschriften beachten:

Patient	ÖL	Kapseln	Samen
Erwachsene	3-6 TL	3x2 tgl	3-5g
Kinder bis 4 Jahre	1/2-1 TL	2x1 tgl	–
Kinder 4-11 Jahre	2-3 TL	3x1 tgl	1-3g
Kinder ab 12 Jahre	3-6 TL	3x2 tgl	3-5g

Hat Schwarzkümmel Nebenwirkungen?
Schwarzkümmel hat, auch bei längerer Anwendungszeit und Darreichungsform, keine Nebenwirkungen. Manchmal kann sich nach der Einnahme ein leichtes Aufstoßen einstellen, das einen pizzaähnlichen Geschmack mit sich bringt.

Grundsatz und Grenzen der Selbstbehandlung
Besonders bei akuten Beschwerden oder Krankheitsbildern, die nach Unfällen auftreten, ist sofort ärztliche Hilfe anzufordern. Schwarzkümmel ist nur als unterstützendes Hilfsmittel einzusetzen, stellt aber in diesen Fällen kein geeignetes Heilmittel für den Laien dar.
Zur Selbstbehandlung können Sie Schwarzkümmel einsetzen:

- bei verletzungsbedingten Beschwerden, als Erste Hilfe, bis der Arzt eintrifft,
- begleitend zu einer ärztlichen Therapie,
- Bei harmlosen, akuten Beschwerden, wie Durchfall, Halsschmerzen, Schnupfen usw,
- auf der Reise.

Ärztliche Hilfe in Anspruch nehmen sollten Sie bei:
- immer wiederkehrenden Beschwerden nach Selbstbehandlung,
- wenn die Selbstbehandlung keinen Erfolg zeigt,
- bei chronischen Beschwerden,
- bei ernsten akuten Beschwerden.

DIE ANWENDUNGEN VON A-Z

Abszesse und Furunkel

Abszesse werden durch bakterielle Krankheitserreger hervorgerufen. Es bilden sich schmerzhafte Infektionsherde unter der Haut. Der Abszeß füllt sich mit Eiter, bricht nach der Ausreifung auf und beginnt abzuheilen. Die Folge sind unschöne Narben an der Haut. Wenn sich der Abszeß an einem Haarbalg knapp unter der Haut bildet, spricht man von einem Furunkel.

Schwarzkümmel-Anwendungen

- Dreimal täglich zwei Kapseln Schwarzkümmelöl einnehmen.
- Betupfen Sie die befallenen Hautstellen mit einer Schwarzkümmel-Teebaumöl-Mischung. Mischen Sie einen Eßlöffel Schwarzkümmelöl mit 40 Tropfen Teebaumöl.

Was Sie sonst noch tun können

An erster Stelle steht absolute Hygiene, um weitere Infektionen und Entzündungen zu vermeiden. Drücken Sie niemals auf Abszessen herum. Waschen Sie sich ausschließlich mit medizinischer, am besten schwefelhaltiger Seife. Nach dem Bad verwenden Sie zum Abtrocknen der Stellen am besten Zellstofftücher. Gute Wirkung zeigen auch Zugsalben (Pasta Plumbi), die den Eiterherd absaugen.

Vermeiden Sie stark gewürzte und fette Speisen, Alkohol, Tabak und Kaffee. Stattdessen sollten Sie viel frisches Gemüse, Rohkost, Obst und Fruchtsäfte zu sich nehmen. Nahrungsergänzend empfiehlt sich Hefe, am besten in Form von Hefekapseln (in der Apotheke erhältlich). Saunabesuche und sportliche Betätigung aktivieren den Stoffwechsel, reichern das Blut mit Sauerstoff an und sorgen für einen schnelleren Abtransport von Gift und Schlackenstoffen.

Altbewährte Heilmittel

- Zur Stärkung und Unterstützung des Immunsystems empfiehlt sich die Einnahme einer Echinacea-Tinktur (Roter Sonnenhut).
- Heilungsunterstützend wirken feuchtkalte Umschläge und Wechselgesichtsbäder, wobei Sie das Gesicht für fünf Minuten in 38 Grad warmes Wasser und für fünf Sekunden in 15 Grad kaltes Wasser tauchen.
- Ein altbewährtes Hausmittel ist auch die Meerrettich-Essig Auflage. Dazu reiben Sie einen Meerrettich und geben ihn in eine Flasche, die mit Essig aufgefüllt wird. Der Essig soll den Meerrettich überdecken. Lassen Sie das Ganze etwa zwei Wochen an einem gut temperierten Platz ziehen. Verwenden Sie die Essenz zweimal täglich, ohne den Meerrettich vorher abzuseihen.

Akne

Akne bildet sich durch eine hormonell bedingte Überproduktion der Talgdrüsen der Haut; es kommt zu Verstopfungen. Es wurden viele Therapien gegen Akne entwickelt, keine jedoch, die allgemeingültig ist. Die Behandlung mit desinfizierenden Mitteln bringt in den meisten Fällen nur kurzfristig Besserung. Zudem können die meisten Desinfektionsmittel bei längerfristiger Anwendung die Haut reizen.
Schwarzkümmel ist aufgrund seiner antiseptischen, antibakteriellen Wirkung ein guter Ratgeber bei der Behandlung von Akne.

Schwarzkümmel-Anwendungen

- Dreimal täglich zwei Kapseln Schwarzkümmelöl.
- Eine Gesichtscreme auf Schwarzkümmelbasis eignet sich hervorragend gegen Akne. Lassen Sie gemahlenen Schwarzkümmel in Apfelessig ca. sechs Stunden ziehen (Mischungsverhältnis 2:1). Filtern Sie die Flüssigkeit ab und lassen Sie sie nochmal 24 Stunden stehen. Die restliche Flüssigkeit vorsichtig abgießen. Den Satz im Verhältnis 4:2:1 mit gemahlenen Granatapfelschalen und Apfelessig vermischen, kurz erwärmen und kräftig durchmischen. Abends vor dem Schlafengehen auftragen.

Was Sie sonst noch tun können

Stellen Sie Ihre Ernährung um. Stark gewürzte Speisen, Süßigkeiten, Nikotin, Schokolade und Alkohol begünstigen die Akne. Nehmen Sie Vitamin A, D, E und B in ausreichender Menge zu sich. Tägliche sportliche Betätigung aktiviert den Stoffwechsel und reichert das Blut mit Sauerstoff an. Zusätzlich sollten Sie täglich drei Eßlöffel Weizenkeime und drei Teelöffel Hefepulver (Vorsicht bei Pilzbelastung im Darm- oder Genitalbereich), in Wasser angerührt, verzehren. Abends empfiehlt sich ein fettarmer Joghurt auf dem Speiseplan.

Drücken Sie auf keinen Fall an den Pickeln herum, das führt sonst zu Infektionen. Waschen Sie das Gesicht mit Wasser oder einer antiseptischen Seife.

Sonnenbäder und Solariumbesuche in Maßen können zur Heilung der Akne beitragen. Zu intensive Bestrahlungen schädigen mehr als sie nutzen. Bäder, die mit den Salzen des Toten Meeres angereichert wurden, wirken sich positiv auf die Haut aus.

Altbewährte Heilmittel

- Sie mischen Brennessel- und Walnußblätter zu gleichen Teilen, gießen einen Teelöffel mit 1/4 Liter heißem Wasser auf und trinken von dem Tee drei Tassen täglich.
- Verrühren Sie Heilerde mit etwas Wasser, bis ein Brei entsteht. Dieser wird auf das Gesicht verteilt und soll etwa 20 Minuten einwirken.
- Grünkohlblätterauflagen haben oft eine erstaunliche Wirkung bei Akne. Die frischen, saftigen Blätter werden gewalkt, zerquetscht und eine halbe Stunde auf das Gesicht aufgelegt.

Allergien

Die Zahl der Menschen, die zu allergischen Reaktionen neigen, nimmt zu. Die ständige Überreizung des Organismus infolge der Belastungen aus der Umwelt, der hektischen Lebensweise, einer ungesunden Ernährung, ständigem Genußmittelmißbrauch usw. kann das Immunsystem so aus dem Gleichgewicht bringen, daß es mit überschießenden Reaktionen auf ansonsten völlig harmlose Dinge wie Pollen, Tierhaare oder beispielsweise bestimmte Nahrungsbestandteile antwortet. Es stellen sich Symptome wie Heuschnupfen, Hautausschläge oder Asthmaanfälle ein. Die Reaktionen auf die Auslöserstoffe treten unmittelbar (in einer Zeitspanne von einigen Minuten bis zwei Stunden) nach dem Kontakt ein. Man spricht von einer Allergie vom Soforttyp.

Bei der sogenannten Allergie vom verzögerten Typ tritt die Reaktion (wenige Stunden bis Tage) nach dem Kontakt mit dem Auslöserstoff, der immer Bestandteil eines Nahrungsmittels ist, ein. Die Erkennung der Allergie ist dann auch nur mit Hilfe eines speziellen Bluttests (ELISA-Bluttest = »Enzyme-Linked Immunosorbent Assay«) möglich. Vor der Entwicklung dieser Diagnosemöglichkeit wurden die Symptome der verzögerten Allergie von den meisten Ärzten nicht ernst genommen und eher in die Kategorie »eingebildete Krankheiten« abgeschoben.

Für die Allergie vom verzögerten Typ wird eine zu »dünne« Darmwand und eine zu geringe Magensäureproduktion verantwortlich gemacht. Ist zu wenig Magensäure vorhanden, kann das schwer verdauliche Eiweiß nicht genügend abgebaut werden und wandert unverdaut durch die »dünne« Darmwand in den Blutkreislauf, wo es als Fremdstoff angegriffen wird. Im besten Fall können die Eiweißmoleküle restlos vernichtet werden. Im ungünstigeren Fall werden sie über den Blutkreislauf über den gesamten Körper verteilt und lagern sich in Gelenken, Organen, dem Gehirn, der Haut usw. ab. Zudem ist das Immunsystem immerzu beschäftigt und damit geschwächt im Kampf gegen seine eigentlichen Feinde.

Die Krankheitssymptome, die eine verzögerte Allergie in Summe hervorrufen können, sind beispielsweise Kopfschmerzen, Müdigkeit, Durchfall, Ekzeme, Asthma oder Rheuma.

Streß, ungesunde Ernährung, hastiges Essen, übermäßiger Genußmittelkonsum (Alkohol, Kaffee, Tabak), medikamentöse Therapien und Parasiten, Pilze oder Bakterien im Magen-Darm-Bereich können für das Entstehen von »porösen« Darmwänden und mangelnder Magensäure verantwortlich sein. Grundsätzlich müssen jene Nahrungsmittel gemieden werden, die diese Reaktionen auslösen. Damit ist der allergische Reiz vorerst genommen, wird sich aber mit großer Wahrscheinlichkeit bei einem anderen Lebensmittel einstellen.

Der Schwarzkümmel kann in jedem Fall (sowohl bei der Allergie vom Soforttyp als auch bei der Allergie vom verzögerten Typ) hilfreich sein. Er stabilisiert und kräftigt das Immunsystem, so daß es die Auslöserstoffe leichter abwehren kann. Laut Studien wurden bei Pollenallergien sehr gute Erfolge mit dem Schwarzkümmelöl erzielt. Auch bei verzögerten Allergien ist es gut einsetzbar, da es in der Lage ist, Bakterien, Pilze und Parasiten, die sich im Magen-Darm-Bereich festgesetzt haben, zu vernichten und damit eventuelle Auslöserfaktoren für die mangelnde Magensäure und die »dünnen« Darmwände zu hemmen. Das Immunsystem kann sich wieder seinen eigentlichen Aufgaben zuwenden.

Schwarzkümmel-Anwendungen

- Dreimal täglich zwei Kapseln Schwarzkümmelöl einnehmen.
- Erhitzen Sie Apfelessig, und rühren Sie gemahlenen Schwarzkümmel ein. Während Sie nochmals kurz aufkochen, rühren Sie das Schwarzkümmelöl ein (Mischungsverhältnis Essig : gemahlener Schwarzkümmel : Schwarzkümmelöl = 2:1:1). Nehmen Sie nach dem Abkühlen einen Eßlöffel vor jeder Mahlzeit.

Was Sie sonst noch tun können

Vermeiden Sie die Stoffe, die für das Auslösen der allergischen Reaktion verantwortlich sind. Sie sollten außerdem Maßnahmen zur Kräftigung und Stabilisierung des Immunsystems treffen.

Vermeiden Sie Streß und Hektik, und erlernen Sie eine Entspannungsmethode, die Ihnen etwas Ruhe und Ausgeglichenheit bringen kann. Sportliche Betätigung wirkt sich positiv auf den gesamten Organismus aus, stärkt Körper und Seele. Stellen Sie Ihre Ernährung um. Vermeiden Sie zu viel tierische Produkte, essen Sie vollwertig, viel Rohkost, frisches Gemüse und Obst.

Um das Immunsystem zu kräftigen, hilft Taulaufen (fünf Minuten morgens in der nassen Wiese), Wassertreten (zehn Minuten morgens im kalten Wasserbad), die Sauna besuchen oder regelmäßig Echinacea-Tinktur zu sich nehmen.

Asthma

Asthma ist eine allergische Reaktion des Körpers auf bestimmte Auslöserstoffe. Auch die psychische Komponente kann starken Einfluß auf die Krankheit nehmen. Asthma äußert sich durch plötzlich auftretende, heftige Anfälle von Atemnot. Die Bronchien verengen sich durch die Verkrampfung der Muskulatur. Es kommt zum Anschwellen der Schleimhäute, zur Bildung von zähflüssigem Schleim und oft auch heftigem Husten. Die begrenzte Sauerstoffzufuhr im Blut führt zu einer Blaufärbung der Haut und der Lippen. Der Körper reagiert mit starkem Puls. Der Kreislauf wird enorm belastet und kann bei lange andauernden Anfällen völlig zusammenbrechen. Im Extremfall ist das Herz so überlastet, daß die Situation lebensbedrohliche Ausmaße annehmen kann.
Aufgrund seiner schleimlösenden und gefäßerweiternden Wirkung erleichtert der Schwarzkümmel die akuten Beschwerden bei Asthma. Die stabilisierende Wirkung des Schwarzkümmels auf das Immunsystem und seine heilenden Wirkkomponenten, können bei der Heilung von Asthma gute Dienste leisten.

Schwarzkümmel-Anwendungen

- Dreimal täglich zwei Kapseln Schwarzkümmelöl.
- Inhalation mit Schwarzkümmel. Geben Sie etwa 0,2 l gemahlenen Schwarzkümmel in einen Topf. Überbrühen Sie den ihn mit 1 Liter heißem Wasser. Inhalieren Sie die Dämpfe unter einem Tuch ein, das den Kopf und die Schüssel abdeckt. Wiederholen Sie die Inhalation mehrmals am Tag.

- Bereiten Sie einen Schwarzkümmeltee. Mischen Sie einen Eßlöffel gemahlenen Schwarzkümmel, einen Eßlöffel Süßholz, einen halben Eßlöffel Kamille und einen halben Eßlöffel Anis. Überbrühen Sie die Mischung mit 1/4 Liter heißem Wasser und lassen Sie den Tee zehn Minuten lang ziehen. Trinken Sie drei Tassen täglich. Der Tee kann bei Bedarf mit Honig gesüßt werden.

Was Sie sonst noch tun können

Die Kost muß möglichst salzarm gestaltet werden. Der Stoffwechsel des Asthmatikers ist sauer. Es ist daher besonders wichtig, große Mengen basischer Lebensmittel (vor allem Gemüse) aufzunehmen. Die Nahrung sollte reich an natürlichen Antihistaminika (Vitamin C, Zink, Kupfer) sein. Unterstützend erweisen sich Entspannungsmethoden, wie das autogene Training, als wirksam. Hilfreich sind auch spezielle Atemübungen, die sich mit Hilfe eines geschulten Arztes erlernen lassen. Da Asthma eine allergische Reaktion auf bestimmte Stoffe ist, wird ein Allergietest unerläßlich sein. Ist der auslösende Stoff ausfindig gemacht, kann dieser vermieden und so neuerlichen Anfällen vorgebeugt werden.
Immunsystemstärkende Maßnahmen sind dringend angeraten. Taulaufen, Wassertreten, Wechselbäder, Saunabesuche und die Einnahme einer Echinacea-Tinktur.

Altbewährte Heilmittel

- Jeden Abend feucht-kalte Prießnitzwickel. Dazu tränken Sie ein dickes Tuch mit kaltem Wasser und legen es auf die Brust auf. Legen Sie ein Handtuch darüber, und decken Sie sich mit einer dicken Decke zu. Lassen Sie den Wickel etwa eine Stunde einwirken.

- Brustwickel mit heißer Vollmilch wurden schon von unseren Vorfahren bei Asthma aufgelegt. Tränken Sie dazu ein Tuch mit heißer Vollmilch, legen Sie ein Handtuch darüber, und decken Sie sich mit einer dicken Decke zu. Lassen Sie den Wickel 45 Minuten wirken.
- Vermischen Sie einen Teil geriebenen Meerrettich mit drei Teilen Honig. Lassen Sie die Mischung eine Stunde ruhen und nehmen Sie davon dreimal täglich einen Teelöffel zu sich.

Blähungen

Blähungen sind meist die Ursache von Verdauungsstörungen, die durch falsche Ernährung, mangelnde Bewegung, Streß oder seelische Mißstimmungen verursacht werden können. Schwarzkümmel und gewisse Punkte, die man für die tägliche Ernährung beachten sollte, können Blähungen verhindern.

Schwarzkümmel-Anwendungen

- Nehmen Sie dreimal täglich zwei Kapseln Schwarzkümmelöl zu sich.
- Erhitzen Sie Apfelessig, rühren Sie gemahlenen Schwarzkümmel ein und kochen Sie das Ganze auf. Geben Sie Schwarzkümmelöl dazu, und verrühren Sie gründlich. (Mischungsverhältnis: Apfelessig : gemahlener Schwarzkümmel : Schwarzkümmelöl = 2:1:1). Lassen Sie die Mischung abkühlen, und nehmen Sie jeweils einen Eßlöffel vor den Mahlzeiten ein.

Was Sie sonst noch tun können

Achten Sie auf Ihre Verdauung. Meiden Sie allzu blähende Nahrungsmittel. Vollwertkost oder frisch gepreßte Fruchtsäfte haben eine stark blähende Wirkung. Frisch gebackenes Brot ist stark blähungsfördernd und sollte wenigstens eine Stunde abliegen. Machen Sie regelmäßig Bewegung. Gezielte Bauchgymnastik oder regelmäßige Bauchmassagen helfen, die Blähungen loszuwerden. Bestimmte Gewürze regen die Verdauung besonders an, wie beispielsweise Thymian oder Basilikum.

Altbewährte Heilmittel

- Gute Wirkung zeigt die Wacholderbeere. Zerstoßen Sie einen Teelöffel der Beeren und übergießen Sie sie mit 1/4 Liter heißem Wasser. Lassen Sie den Tee zehn Minuten ziehen und trinken Sie ihn nach den Hauptmahlzeiten. Anstelle der Teezubereitung können die Wacholderbeeren auch gekaut werden.
- Altbewährt sind warme Essigwickel. Diese werden über den Bauch gelegt und sollten zehn Minuten einwirken.
- Auch das Kauen von Petersilienstengeln nach den Mahlzeiten läßt Blähungen abklingen.

Bluthochdruck

Bluthochdruck kann verschiedene Ursachen haben. Mittlerweile scheint er sich zur echten Zivilisationskrankheit entwickelt zu haben, die doch erhebliche Spätfolgen mit sich bringen kann. Eine der Ursachen sind sicherlich die veränderten Lebensbedingungen und Umwelteinflüsse unserer hektischen zivilisierten Welt.
Schwarzkümmel kann aufgrund seiner heilenden Wirkstoffe seinen Teil zur Bekämpfung dieser Volkskrankheit beitragen.

Schwarzkümmel-Anwendungen

- Zerdrücken Sie eine Knoblauchzehe, und verrühren Sie den Brei mit einem Teelöffel gemahlenem Schwarzkümmel und zwei Eßlöffel Honig. Nehmen Sie vor dem Frühstück je einen Eßlöffel der Mischung zu sich.
- Dreimal täglich zwei Kapseln Schwarzkümmelöl

Was Sie sonst noch tun können

Verzichten Sie weitgehend auf Salz, da es blutdruckfördernd wirkt. Auch tierische Fette, Alkohol, Tabak und Tee sollten nach Möglichkeit auf ein Mindestmaß reduziert werden. Ihre Ernährung sollte viel frisches Gemüse, Rohkost und Obst beinhalten (hier ist das Magnesium der wichtigste Mineralstoff). Nehmen Sie viele basische Lebensmittel zu sich (Gemüse, Kartoffeln), meiden Sie kohlensäurehaltige Getränke. Bauen Sie

Ihre sportlichen Aktivitäten langsam und schrittweise, unter Beobachtung eines Arztes, auf.
Entspannungsmethoden, wie Yoga oder autogenes Training, tragen oft viel zur Genesung bei.

Altbewährte Heilmittel

- Mischen Sie Rauwolfia, Rautenblätter und Melisse zu gleichen Teilen. Gießen Sie auf einen Teelöffel 1/4 Liter siedendes Wasser, und lassen Sie den Tee zehn Minuten lang ziehen. Abseihen und drei Tassen täglich trinken.
- Nehmen Sie einmal täglich ein Fichtennadelbad. Fichtennadelextrakte sind in jeder Apotheke erhältlich.
- Saunabesuche können sich günstig auswirken. Auch kalte Waschungen sind empfehlenswert.
- Blutdrucksenkend wirkt der Mistelwein. Geben Sie 30 Gramm getrocknete Misteln in eine Flasche und füllen Sie diese mit Weißwein auf. Lassen Sie die Mischung zwei Wochen stehen, und seihen Sie dann ab. Trinken Sie täglich höchstens zwei Schnapsgläschen von dem Wein.

BRONCHITIS

Die Bronchitis, eine Infektion der oberen Atemwege, tritt meist begleitend zu einer Erkältung auf. Besonders im Herbst und im Frühjahr, wenn die Tage warm, die Nächte kalt sind, verwendet das Immunsystem eine Menge Energie, um sich auf die Temperaturunterschiede einzustellen. Dies ist auch der günstigste Zeitpunkt für Viren, um im menschlichen Körper eine Erkältungskrankheit auszulösen. Zum quälenden, trockenen Husten gesellt sich nach wenigen Tagen auch ein starker Schleimauswurf.
Aufgrund seiner schleimlösenden und gefäßerweiternden Wirkung leistet der Schwarzkümmel bei Bronchitis gute Dienste. Auch die stabilisierende Wirkung des Schwarzkümmels auf das Immunsystem unterstützt die Heilung der Bronchitis.

Schwarzkümmel-Anwendungen

- Dreimal täglich zwei Kapseln Schwarzkümmelöl.
- Inhalation mit Schwarzkümmel. Geben Sie ein Glas gemahlenen Schwarzkümmel in einen Topf. Überbrühen Sie den Schwarzkümmel mit einem Liter heißem Wasser. Inhalieren Sie die Dämpfe unter einem Tuch, das den Kopf und die Schüssel abdeckt. Wiederholen Sie die Inhalation mehrmals am Tag.
- Bereiten Sie einen Schwarzkümmeltee. Mischen Sie einen Eßlöffel gemahlenen Schwarzkümmel, einen halben Eßlöffel Anis, einen Eßlöffel Kamille und einen Eßlöffel Kamille. Überbrühen Sie die Mischung mit 1/2 Liter heißem Wasser,

und lassen Sie den Tee zehn Minuten lang ziehen. Trinken Sie drei Tassen täglich.

Was Sie sonst noch tun können

Tritt die Bronchitis in Verbindung mit fiebrigen Prozessen auf, müssen Sie unbedingt Bettruhe halten. Kalte Wadenwickel, denen Essig zugesetzt werden kann, wirken fiebersenkend. Wichtig ist die ausreichende Aufnahme von Flüssigkeit, am besten in Form von Fruchtsäften. Zudem sollten Sie das Raumklima feucht halten (nasse Tücher oder Topf mit Wasser auf den Heizkörper), denn die Lunge braucht die Feuchtigkeit. Vitamin C und A, Selen und Zink zu sich nehmen (Kohlgemüse, gelbe und rote Gemüse, Haferflocken). Ätherische Öle (Eukalyptus-, Pfefferminzöl) im Badewasser oder im Duftlämpchen lindern den Hustenreiz.
Um das Immunsystem zu kräftigen – besonders dann zu empfehlen, wenn die Bronchitis immer wieder auftritt – können Sie taulaufen (morgens barfuß fünf Minuten im nassen Gras), wassertreten (morgens im kalten Wasser in der Badewanne), Wechselbäder (nicht zu heiß und nicht zu kalt) nehmen oder regelmäßig die Sauna besuchen. Auch die regelmäßige Einnahme einer Echinacea-Tinktur stärkt Ihre Abwehrkräfte.

Altbewährte Heilmittel

- Sie höhlen einen schwarzen Rettich aus, füllen ihn zur Hälfte mit flüssigem Honig, und lassen das Ganze etwa eine Stunde ziehen. Trinken Sie den so gewonnenen Saft mehrmals am Tage teelöffelweise..
- Am Abend sollten Sie Anismilch zu sich nehmen. Dazu

kochen Sie einen halben Teelöffel Anis in 1/4 Liter Milch auf, süßen mit Honig und trinken die Milch heiß.

- Kochen Sie zwei gehackte Zwiebeln in 1/2 Liter Milch etwa 15 Minuten lang. Süßen Sie anschließend mit Honig und trinken Sie davon über den Tag verteilt.
- Frischgepreßter Huflattichsaft mit Honig gesüßt, drei bis fünf Mal täglich ein Eßlöffel.

DURCHFALL

Es gibt viele Ursachen, die Durchfall hervorrufen können. Der Körper versucht mit dem Durchfall, Gift- oder Schlackenstoffe auf schnellstem Weg loszuwerden. Den Durchfall sofort zu stoppen, ist nicht sinnvoll. Lassen Sie den Durchfall erst ein bis zwei Tage arbeiten, bis Sie Maßnahmen zur Behebung ergreifen. Durchfall kann jedoch auch auf Krankheitserreger oder Parasiten im Darm hinweisen. Wenn der Durchfall nicht zu stoppen ist, sollte unbedingt ein Arzt aufgesucht werden, der die Ursache für den Durchfall abklärt.

Schwarzkümmel-Anwendungen

- Verrühren Sie je einen Eßlöffel gemahlenen Schwarzkümmelsamen und Ingwer in eine Tasse Schwarzkümmeltee. Trinken Sie drei Tassen täglich, bis der Durchfall aufhört.

Was Sie sonst noch tun können

Vermeiden Sie alle Speisen, die den Körper zusätzlich belasten, also stark gewürzte, schwer verdauliche Nahrung. Am Anfang ist eine Saftkur sinnvoll. Sie sollten auf alle Fälle viel Flüssigkeit zu sich nehmen, um den Flüssigkeitsverlust infolge des Durchfalls auszugleichen.

- Gewürznelken-Zimt-Tee: Überbrühen Sie drei Gewürznelken und 1/2 Teelöffel zerkleinerte Zimtstange mit 1/4 Liter heißem Wasser. Lassen Sie den Tee zehn Minuten lang ziehen und seihen Sie ab. Trinken Sie drei Tassen täglich.
- Zu empfehlen sind Auflagen mit warmen Heublumensäcken. Erhitzen Sie die Heublumensäcke etwa 30 Minuten über heißem Wasserdampf. Legen Sie die Heublumensäcke auf, und decken Sie sich zu.
- Altbewährt ist der mit Schale geschabte Apfel. Er entzieht dem Darm die Flüssigkeit und stopft.
- Rasche Wirkung zeigt auch Cola mit Salzstangen. Nach dem Ausrühren der Kohlensäure das Cola trinken und die Salzstangen dazu essen.

Ekzeme

Ekzeme können vielfältige Ursachen haben. Allgemein können Stoffwechsel- und insbesondere hormonelle Störungen, aber auch Allergien für die Bildung eines Ekzems verantwortlich sein. Bei Kindern treten Ekzeme oft an der Kopfhaut als Milchschorf auf. Die zuerst rötlichen Hautstellen wandeln sich meist zu kleinen Bläschen um. Diese platzen leicht und hinterlassen juckende und nässende Hautstellen. Neben der Behandlung mit Schwarzkümmelöl sollten Sie die Ernährung umstellen. Werden Auslöserstoffe in einem Allergietest erkannt, muß der Kontakt mit diesen Stoffen unbedingt vermieden werden.

Schwarzkümmel-Anwendungen

- Dreimal täglich zwei Kapseln Schwarzkümmelöl einnehmen.
- Regelmäßige Einreibungen mit Schwarzkümmelöl.
- Kochen Sie den gemahlenen Schwarzkümmel in Apfelessig auf. Während des Kochens wird flüssiges Schwarzkümmelöl zugegeben (Mischungsverhältnis Apfelessig : gemahlener Schwarzkümmel : Schwarzkümmelöl = 2:1:1. Nehmen Sie dreimal täglich einen Teelöffel zu sich.
- Sie können eine Schwarzkümmelsalbe herstellen und damit das Ekzem behandeln. Dazu gemahlenen Schwarzkümmel in Apfelessig ca. sechs Stunden ziehen lassen (Mischungsverhältnis 2:1). Flüssigkeit abfiltern und weitere 24 Stunden stehen lassen. Die restliche Flüssigkeit vorsichtig abgießen. Den Rest im Verhältnis 1:1 mit Schwarzkümmelöl vermischen. Mehrmals am Tag auf die befallenen Hautstellen auftragen.

Was Sie sonst noch tun können

Eine Umstellung der Ernährung ist bei der Behandlung von Ekzemen meist unerläßlich. Reduzieren Sie Gerichte, die tierische Eiweiße enthalten. Nehmen Sie viel Vollwertnahrung, Salate, Obst, Rohkost usw. zu sich. Setzen Sie Milchprodukte und Eier äußerst sparsam ein. Essen Sie keine stark gewürzten Speisen. Trinken Sie ausreichend (am besten Fruchtsäfte), um den Körper beim Entschlacken und Entgiften zu unterstützen.
Die seelische Komponente sollte bei Ekzemen nicht außer acht gelassen werden. So kann die Psyche entscheidend zur Entwicklung eines Ekzems beitragen. Vermeiden Sie stressige Situationen, und versuchen Sie, mit einer Entspannungsmethode Ihr seelisches Gleichgewicht zu erhalten.
Genießen Sie Sonnenbäder oder Solariumbesuche in Maßen, sie wirken sich positiv auf die Haut aus. Bäder, mit den Salzen des Toten Meeres angereichert, können ebenfalls die Heilung von Ekzemen begünstigen.

Altbewährte Heilmittel

- Folgende blutreinigende Teemischung hat sich bei Ekzemen bewährt: Mischen Sie Brennessel, Ehrenpreis und Ringelblume zu gleichen Teilen, und gießen Sie einen Teelöffel der Mischung mit 1/4 Liter heißem Wasser auf. Trinken Sie dreimal täglich eine Tasse.
- Um die Nebennierenrinde zu einem vermehrten Ausscheiden von körpereigenem Kortison anzuregen, nehmen Sie frühmorgens nach dem Aufstehen eine kalte Dusche.
- Betupfen Sie die vom Ekzem befallenen Hautstellen mehrmals täglich mit Zinköl.

Erkältungskrankheiten

Das Immunsystem reagiert in den Übergangszeiten besonders langsam auf jede Art von Eindringling. Es ist zu sehr damit beschäftigt, sich auf die Temperaturunterschiede einzustellen. Der Zugang wird den Erregern von Erkältungskrankheiten leicht gemacht.
Am häufigsten treten Erkältungskrankheiten in der Form von grippalen Infekten oder echten Grippen auf. Beide Krankheiten zeigen etwa die gleichen Symptome: Müdigkeit, Nerven- und Muskelschmerzen, hohes Fieber, Halsschmerzen, Schnupfen, Husten usw. Die echte Grippe (Influenza) ist jedoch die schwerere Erscheinungsform. Es gibt zwar vorbeugende Maßnahmen, wie die Grippe-Impfung, aber die Gefahr, einen resistenten Erreger oder eine neue Erregerform abzubekommen, ist sehr groß.
Aufgrund seiner Eigenschaften kann der Schwarzkümmel gute Dienste bei der Bekämpfung und Vorbeugung von Erkältungskrankheiten leisten.

Schwarzkümmel-Anwendungen

- Dreimal täglich zwei Kapseln Schwarzkümmelöl einnehmen.
- Inhalation mit Schwarzkümmel. Zerdrücken Sie eine Knoblauchzehe in einer Schüssel, zwei Eßlöffel Honig dazugeben, einen Teelöffel gemahlenen Schwarzkümmel darüberstreuen. Einen Liter kochendes Wasser zugeben, etwas ziehen lassen. Mit einem Handtuch abdecken und 1/4 Stunde inhalieren.

Was Sie sonst noch tun können

Mit der richtigen Ernährung können Sie den Körper während der Erkältung entlasten, indem Sie ihm in der ersten Phase ausschließlich Fruchtsäfte und Tee zukommen lassen. Danach können Sie auf leichte Kost, wie gekochtes Gemüse oder Haferschleimsuppe, umsteigen. Verzichten Sie auf schwere, gewürzte Speisen. Nehmen Sie viel Vitamin C (2-5 g tgl), A, E sowie Zink und Selen zu sich.
Wenn Sie zu denjenigen gehören, die immer wieder von Erkältungskrankheiten heimgesucht werden, sollten Sie vorbeugende Maßnahmen treffen, die Ihr Immunsystem kräftigen: morgendliches Taulaufen, Wassertreten, Saunabesuche, Einnahme einer Echinacea-Tinktur.

Altbewährte Heilmittel

- Grippetee: Birkenblätter, Spitzwegerich, Veilchen und Thymian zu gleichen Teilen mischen, einen Teelöffel der Mischung mit 1/4 Liter Wasser übergießen, zehn Minuten ziehen lassen und abseihen. Drei Tassen täglich trinken.
- Im akuten Stadium bei hohem Fieber werden kalte Brust- und Wadenwickel aufgelegt. Der Brustwickel sollte jede Stunde, die Wadenwickel sollten alle 20 Minuten ausgetauscht werden.
- Später empfehlen sich Schwitzpackungen: Legen Sie mit heißem Wasser getränkte Tücher auf Oberkörper und Beine auf. Decken Sie sich warm zu, um den Körper richtig ins Schwitzen zu bringen. Die Schwitzpackung sollte eine Stunde andauern. Anschließend kurz kalt duschen. Trinken Sie dazu viel heißen Lindenblütentee.

Gelenkbeschwerden

Gelenkbeschwerden, die auf einer altersbedingten oder vorzeitig krankhaften Abnutzung der Gelenkknorpeln basieren, können im Grunde nicht geheilt werden. Je weiter die Krankheit fortschreitet, desto schmerzhafter reagieren die Gelenke auf Belastungen.
Mit Schwarzkümmel können die Beschwerden nicht behoben, aber zumindest gelindert werden.

Schwarzkümmel-Anwendungen

- Erwärmen Sie Schwarzkümmelöl und reiben Sie damit die schmerzenden Gelenke ein. Vor jeder Anwendung erneut erwärmen.

Was Sie sonst noch tun können

Vermeiden Sie Fleisch, Wurst und andere stark gesalzene Speisen. Tierische Fette mit hohen Eiweißanteil sind oft mit verantwortlich für Probleme im Gelenkbereich. Ernähren Sie sich vollwertig; also mit viel Salat, Gemüse und Vollkornprodukten.
Entlasten Sie Ihre Gelenke so weit wie möglich, indem Sie Ihr Gewicht reduzieren (natürlich nur bei Übergewichtigkeit). Regelmäßige leichte körperliche Betätigung, besonders Schwimmen, ist empfehlenswert. Hierbei werden die Gelenke minimal belastet und trotzdem ausreichend bewegt. Bewegung führt zu besserer Ernährung des Gelenkknorpels.

- Mischen Sie Löwenzahn und Schachtelhalm zu gleichen Teilen. Gießen Sie 1/4 Liter Wasser auf zwei Teelöffel der Mischung auf. Lassen Sie den Tee zehn Minuten ziehen, und trinken Sie drei Tassen täglich.
- Nächtliche Auflagen mit Sumpfporst lindern die Beschwerden bei überlasteten Gelenken. Stellen Sie einen Kräutertee her, oder mischen Sie die Tinktur 1:10 mit Wasser und tränken Sie damit das Tuch, das über Nacht aufgelegt wird.
- Bei Gelenkbeschwerden sind warme Wickel ratsam. Ist das Gelenk akut entzündet und heiß, sind ein kalter Wickel oder kalte Güsse anzuwenden. Der kalte Wickel sollte alle 20 Minuten gewechselt werden.
- Gelatine ist in verschiedensten Formen am Markt erhältlich und bei Gelenkbeschwerden hilfreich. Viele Stoffe, die darin enthalten sind, sind wichtige Aufbaustoffe für die Gelenke. Am besten stellen Sie sie selbst her, indem Sie Kalbsknochen auskochen und täglich einen Teller der zu Gelee erkalteten Brühe essen.

HAARAUSFALL

Zum Ausfallen der Haare können die unterschiedlichsten Faktoren führen. Meist liegt jedoch eine Störung des Immunsystems oder eine hormonelle Störung vor.
Der Schwarzkümmel hat eine stark regulatorische Wirkung auf das Immunsystem, das mit dem Hormonsystem eng verbunden ist. Eine Schwarzkümmel-Behandlung zeigt bei Haarausfall oft sehr gute Wirkung.

Schwarzkümmel-Anwendungen

- Dreimal täglich zwei Kapseln Schwarzkümmelöl einnehmen.
- Die Kopfhaut wird mit einem Eßlöffel Schwarzkümmelöl, dem 10 Tropfen Birkenöl zugesetzt werden, einmassiert. 1/4 Stunde einwirken lassen und auswaschen.

Was Sie sonst noch tun können

Sie sollten auf fette, stark gewürzte, gesalzene Speisen, Nikotin und Alkohol verzichten. Stellen Sie Ihre Ernährung auf Vollwertkost um, essen Sie viel frisches Obst, Rohkost, Milchprodukte und Gemüse. Oft wird Haarausfall auch durch seelische Mißstimmungen begünstigt. Vermeiden Sie stressige und aufregende Situationen im Alltag, und erlernen Sie eine Entspannungsmethode. Regelmäßige sportliche Betätigung an frischer Luft ist zu empfehlen.
Zusätzlich zu den Mahlzeiten sollten Sie drei Eßlöffel Weizenkeime und drei Teelöffel Hefepulver (Vorsicht bei Pilzerkran-

kungen), in Wasser angerührt, zu sich nehmen. Abends steht zusätzlich ein fettarmer Joghurt auf dem Speiseplan. Zink und Molybdän sind für die Haare wichtige Spurenelemente.
Auch bei der Behandlung von Haarwachstumsstörungen gilt: nur langfristiges Behandeln ist sinnvoll.

Altbewährte Heilmittel

- Verwenden Sie bei Haarausfall äußerlich folgenden Kräutertee: Mischen Sie Brennessel, Nußbaumblätter, Birkenblätter, Holunder und Schöllkraut zu gleichen Teilen. Kochen Sie etwa 100 Gramm der Mischung mit 1 Liter Wasser kurz auf, und lassen Sie den Tee fünf Minuten ziehen. Seihen Sie ab, und waschen Sie das Haar mit dem Absud und danach mit einer medizinischen Seife oder Kernseife. Dann mit klarem Wasser abspülen und die Kopfhaut mit dem restlichen Absud einreiben und diesen einwirken lassen, ohne nochmals abzuspülen.
- Innerlich angewendet wird eine Kräutermischung mit Brennessel, Kamille, Johanniskraut und Lindenblüten. Übergießen Sie zwei Teelöffel der Mischung mit 1/4 Liter heißem Wasser und lassen Sie den Tee zehn Minuten ziehen. Seihen Sie ab, und trinken Sie drei Tassen täglich.

Hämorrhoiden

Mangelnde Bewegung oder unregelmäßiger Stuhlgang kann zu Hämorrhoiden, schmerzhaften Erweiterungen der Venen im Afterbereich, führen. Hämorrhoiden bilden sich am äußeren und am inneren Bereich des Afters aus und können bei erfolgloser Behandlung chronische Formen annehmen. In diesem Fall bleibt meist nur eine operative Entfernung der Hämorrhoiden.

Schwarzkümmel-Anwendungen

- Schwarzkümmelsamen wird in einer Pfanne verglüht oder anderweitig verbrannt, bis nur mehr die Asche übrig bleibt. Diese wird dann nach dem Erkalten auf die Hämorrhoiden aufgetragen.

Was Sie sonst noch tun können

Regelmäßiger Stuhlgang, eine damit verbundene ballaststoffreiche Ernährung und regelmäßige Bewegung ist notwendig, um Hämorrhoiden vorzubeugen bzw. sie zum Verschwinden zu bringen. Magnesium und Vitamin C in höherer Dosierung führen neben der allgemeinen Kräftigung des Immunsystems und der Streßbewältigungsmechanismen zu einem weicheren Stuhl. Vermeiden Sie stark gewürzte Speisen und Alkohol.
Beugen Sie Entzündungen vor, indem Sie nach jedem Stuhlgang spezielles (feuchtes) Klopapier verwenden. Aftergymnastik wirkt sich auf die Entwicklung von Hämorrhoiden aus. Schließen und entspannen Sie den Aftermuskel mehrmals täglich 20-30mal.

- Hilfreich ist folgender Kräutertee: Schafgarbe, Roßkastanienblüten, Eichenrinde und Königskerze zu gleichen Teilen mischen. Zwei Teelöffel mit 1/4 Liter Wasser aufkochen und zehn Minuten ziehen lassen. Abseihen und dreimal täglich eine Tasse trinken.
- Als Badezusatz dient eine Kräutermischung: Schafgarbe, Mariendistel, Lavendelblüten zu gleichen Teilen mischen. Etwa 200 Gramm mit zwei Litern Wasser aufkochen, 30 Minuten ziehen lassen, nochmals erwärmen, abseihen und dem Badewasser zusetzen.
- Wirksam sind auch Sitzbäder mit Kamille und Haferstroh.

Hautpflege

Die Haut hat als größtes und vielfältigstes menschliches Organ verschiedenste Funktionen zu erfüllen. Sie ist Schutzorgan, Sinnesorgan, sorgt für Wärmeregulierung, Ausscheidung und Atmung. Daher ist ihre Pflege von besonderer Bedeutung. Schwarzkümmel wirkt von innen und von außen pflegend auf die Haut und ist deshalb in orientalischen Ländern ein beliebtes Mittel zur Hautpflege.

Schwarzkümmel-Anwendungen

Innerlich

- Legen Sie rote Rosinen in Schwarzkümmelöl ein und nehmen Sie davon täglich einen Eßlöffel voll zu sich. Oder Sie kauen Schwarzkümmelsamen und rote Rosinen.

Äußerlich

- Hautöle, Cremes und Peelings auf Schwarzkümmelölbasis (siehe weiter unten).

Was Sie sonst noch tun können

Wenn Sie Ihrer Haut etwas Gutes tun wollen, verzichten Sie auf Tabak, Alkohol, stark gewürzte, fette Speisen und eine übermäßige Einwirkung von Sonnenstrahlen. Die Vitamine A, C, E sowie Betacarotin und Zink sind für die Haut besonders wichtig. Hefeprodukte (als Kapseln in der Apotheke erhältlich) stellen einen wichtigen Faktor für die Gesundheit der Haut dar. Vorsicht mit Hefe bei Pilzinfektionen.

Sonnenbäder oder Solariumbesuche in Maßen können sehr positiv auf die Haut wirken. Viele wichtige Stoffwechselvorgänge werden dadurch in der Haut verstärkt. Zuviel Sonne oder Sonnenbrände schädigen die Haut, lassen sie vorzeitig altern und können zu schweren Spätfolgen für die Haut führen.

Hautöle

Ätherische Öle werden seit eh und je in der Hautpflege eingesetzt. Sie können sich diese Pflegeöle selbst herstellen und mit Hilfe der verschiedenen ätherischen Öle auf Ihren Hauttyp abstimmen. Bei der Mischung der Öle sollten maximal 40-50 Tropfen ätherische Öle auf 100 ml Basisöl entfallen. Achten Sie auch darauf, daß Ihr Hautöl nicht zuviel ätherische Öle enthält.

Basisöl

Als Basisöl können verschiedene Öle im Verhältnis 1:1 mit dem Schwarzkümmelöl vermischt werden. Geeignet sind beispielsweise das Mandelöl, Jojobaöl oder etwa das Avocadoöl.
Mandelöl eignet sich für empfindliche Haut, wird deshalb auch gerne in der Babypflege verwendet. Avocadoöl ist für empfindliche, trockene Haut am besten, es enthält viel Fettanteile und Vitamin A und E. Jojobaöl dringt sehr gut in die Hautporen ein, ohne diese zu verschließen.

Gesichtscreme

Nehmen Sie für die Pflege der Haut im Gesichtsbereich eine spezielle Gesichtscreme, die mit ätherischen Ölen angereichert werden kann. Um die Gesichtscreme herzustellen, werden 50 ml des Basisöls (siehe oben) mit fünf Gramm Bienenwachs in einem Wasserbad erwärmt und verrührt. Anschließend werden etwa 15-20 Tropfen ätherische Öle (maximal drei bis vier verschiedene) beigemengt.

Ätherische Öle

- bei Bindegewebsschwäche

Lemongras
Rosmarin
Zederholz

- zur Hautstraffung

Melissenöl
Rosmarinöl
Johanniskrautöl
Calendulaöl

- bei unreiner Haut

Calendulaöl
Rosmarinöl
Thymianöl
Kamillenöl
Lavendelöl

- bei fettiger Haut

Geranienöl
Zitronenöl
Lavendelöl
Eukalyptusöl
Zypressenöl
Thymianöl
Grapefruitkern-Extrakt

- bei trockener Haut

Kamillenöl
Orangenöl
Jasminöl
Lavendelöl
Sandelholzöl
Bergamotte

- bei Sonnenbrand

Teebaumöl
Schafgarbe

Gesichtspeeling

Zerstoßen Sie Schwarzkümmelsamen mit einem Mörser und vermischen Sie ihn mit etwas Schwarzkümmelöl. Massieren Sie die Gesichtshaut mit der Masse mit sanften, kreisenden Bewegungen. Nach zehn Minuten wird das Gesicht mit warmem Wasser gewaschen. Die Haut wird durch dieses Peeling von Unreinheiten und Schmutzpartikeln gesäubert, ist besser durchblutet und wirkt frisch und rosig.

Hautentzündung (Dermatitis)

Hautentzündungen entstehen häufig durch allergische Reaktionen auf bestimmte Stoffe. Begünstigend wirken psychische Faktoren wie Streß, mentale Überbeanspruchung usw.
Aufgrund seiner entzündungshemmenden und immunsystemstärkenden Wirkung kann das Schwarzkümmelöl daher bei einer Dermatitis gute Wirkung zeigen.

Schwarzkümmel-Anwendungen

- Dreimal täglich zwei Kapseln Schwarzkümmelöl einnehmen.
- Rösten Sie einen Eßlöffel Schwarzkümmelsamen in einer Pfanne. Mischen Sie den Schwarzkümmel mit einem Eßlöffel Honig und bestreichen Sie damit dreimal täglich die befallenen Hautstellen.

Was Sie sonst noch tun können

Eine mögliche allergische Reaktion auf Stoffe aus der Umwelt sollte mit einem Allergietest abgeklärt werden. Damit können die Auslöserstoffe der Dermatitis vermieden werden. Achten Sie auf Ihre Verdauung. Stark gewürzte, salzige, fette Speisen, Alkohol und Tabak sollten Sie meiden. Dafür sollte Ihr Speiseplan Vollkornprodukte, Salate, Rohkost, wenig Fleisch, Milchprodukte und Obst beinhalten. Die Vitamine A, C, E sowie Betacarotin und Zink sind für die Haut besonders wichtig.
Nahrungsergänzend sollten Sie täglich drei Eßlöffel Weizenkeime und drei Teelöffel Hefepulver zu sich nehmen (Vorsicht bei

Pilzinfektionen). Regelmäßiges, aber mäßiges Sonnenbaden wirkt sich meist sehr positiv auf die Haut aus. Viele wichtige Stoffwechselvorgänge werden dadurch in der Haut verstärkt. Immunsystemkräftigend sind Maßnahmen wie Taulaufen (fünf Minuten morgens barfuß in der Wiese), Wassertreten (morgens in der Wanne in kaltem Wasser), Wechselduschen (nicht zu heiß, nicht zu kalt, mit kalter Anwendung abschließen) und die Einnahme von Echinacea-Tinktur.
Seelische Ausgeglichenheit läßt sich in vielen Fällen durch autogenes Training Yoga, usw. erreichen.

Altbewährte Heilmittel

- Folgender Kräutertee hat sich bei Dermatitis bewährt: Löwenzahn, Zinnkraut, Brennessel und Odermennig zu gleichen Teilen mischen, einen Teelöffel der Mischung mit 1/4 Liter Wasser übergießen, 1/4 Stunde ziehen lassen und abseihen. Drei Tassen täglich trinken.

Husten

Husten tritt begleitend bei Erkältungskrankheiten auf, von denen wir besonders in den Übergangszeiten (Herbst, Frühjahr) heimgesucht werden. Die Temperaturunterschiede beschäftigen das Immunsystem. Es ist nicht widerstandsfähig und bietet deshalb Erregern leichteren Zugang.
Aufgrund seiner schleimlösenden und gefäßerweiternden Wirkung leistet der Schwarzkümmel bei Husten gute Dienste. Auch die stabilisierende Wirkung des Schwarzkümmels auf das Immunsystem unterstützt die Heilung des Hustens.

Schwarzkümmel-Anwendungen

- Dreimal täglich zwei Kapseln Schwarzkümmelöl.
- Inhalation mit Schwarzkümmelöl. Geben Sie etwa ein Glas gemahlenen Schwarzkümmel in einen Topf. Überbrühen Sie den Schwarzkümmel mit einem Liter heißem Wasser. Inhalieren Sie die Dämpfe unter einem Tuch, das den Kopf und die Schüssel abdeckt. Wiederholen Sie die Inhalation mehrmals am Tag.
- Bereiten Sie einen Schwarzkümmeltee. Mischen Sie einen Teelöffel gemahlenen Schwarzkümmel, einen halben Teelöffel Anis, einen Teelöffel Süßholz und einen Teelöffel Kamille zusammen. Überbrühen Sie die Mischung mit 1/4 Liter heißem Wasser, und lassen Sie den Tee zehn Minuten lang ziehen. Trinken Sie drei Tassen täglich.

Was Sie sonst noch tun können

Sie sollten Ihre Abwehrkräfte mit verschiedensten Maßnahmen unterstützen. Nehmen Sie viel Vitamin C zu sich, trinken Sie viel frische Fruchtsäfte, besuchen Sie die Sauna, laufen Sie morgens im frischen Tau oder nehmen Sie Wechselbäder. Auch die regelmäßige Einnahme von Echinacea-Tinktur kräftigt das Immunsystem.

Altbewährte Heilmittel

- Bei Husten mit starker Verschleimung mischen Sie folgenden schleimlösenden Kräutertee: Huflattichblätter, Veilchenwurzel, Süßholzwurzel, Eibischwurzel, Spitzwegerichblätter zu gleichen Teilen, ein Eßlöffel auf 1/4 Liter Wasser als Aufguß. Dreimal täglich eine heiße Tasse mit Honig gesüßt trinken.
- Plagt Sie ein starker trockener Hustenreiz: Huflattichblätter, Eibischwurzel, Malvenblüten, Spitzwegerich, Hagebutten, 1 Eßlöffel der Mischung auf 1/4 Liter Wasser als Aufguß. Dreimal täglich eine heiße Tasse trinken.
- Bei starkem Husten hat sich der heiße Brustwickel bewährt, der etwa eine Stunde einwirken soll.
- Schneiden Sie drei Zwiebeln klein, kochen Sie diese in einem Liter Milch eine Viertelstunde lang, und süßen Sie das Getränk mit Honig. Trinken Sie schluckweise mehrmals am Tag.

Impotenz

Mögliche Ursachen für Impotenz können Streß, hormonelle Störungen, Stoffwechselstörungen, Blutgefäßverengungen oder etwa übermäßiger Alkohol- und Drogenkonsum sein. Schwarzkümmel wird im Orient seit vielen Jahrhunderten als potenzförderndes Mittel eingesetzt. Er steigert die Produktion des männlichen Sexualhormons, erweitert die Blutgefäße, steigert das allgemeine Wohlbefinden und regt zu vermehrter Produktion von Körpersäften und -sekreten an.

Schwarzkümmel-Anwendungen

- Nehmen Sie täglich zwei Kapseln Schwarzkümmelöl ein.
- Mischen Sie ein Glas gemahlenen Schwarzkümmel, ein viertel Glas Origanum, ein Glas gemahlenes Inula Helenum und ein halbes Glas gemahlenen Bockshornklee. Verrühren Sie einen Eßlöffel der Mischung mit Honig. Vor dem Frühstück einnehmen.

Was Sie sonst noch tun können

Sie sollten Streß und Genußgifte weitgehend vermeiden. Eine ausgeglichene Lebensweise stabilisiert auch das Seelenleben. Mentales Training kann Hilfe bringen. Es hat einen entspannenden Effekt und ist in der Lage, mit Hilfe der positiven Programmierformeln konstitutionierte (eintrainierte) Verhaltens-, Denk,- und Fühlmuster zu deaktivieren.

KOPFLÄUSE

Besonders in Kindergärten und Schulen treten in heutiger Zeit wieder häufiger Kopfläuse auf. Die kleinen blaßgrauen, blutsaugenden Insekten nisten sich in den Haaren der Kinder ein, ernähren sich von ihrem Blut und sorgen mit der Eiablage für ihre Weiterentwicklung. Der heftige Juckreiz zwingt die Kinder zum Kratzen, was zu Infektionen führen kann. So ohne weiteres lassen sich die Eier nicht aus den Haaren entfernen. Chemische Lausvertilgungsmittel, die nicht jedermanns Sache sind, vernichten zwar die Kopfläuse, können aber auch zu starken allergischen Reaktionen führen.
Schon seit langer Zeit wird im Orient Schwarzkümmel zur Bekämpfung von Kopfläusen erfolgreich eingesetzt.

Schwarzkümmel-Anwendungen

- Mischen Sie gemahlenen Schwarzkümmel mit Apfelessig im Verhältnis 1:4. Lassen Sie die Mischung zehn Minuten ziehen. Filtern Sie die Flüssigkeit ab (Tuch oder Kaffeefilter) ,und stellen Sie den verbliebenen Rest an die Sonne, um die Flüssigkeit verdunsten zu lassen, bis die Restmasse eine dickflüssige Konsistenz erreicht hat. Massieren Sie den Schwarzkümmelschlamm etwa 15 Minuten lang in die Haare ein. Die Masse sollte satt aufliegen und die Haare völlig abdecken. Lassen Sie die Masse, die früher oder später austrocknen wird, vier Stunden einwirken. Danach waschen Sie die Haare mit einem sanften Shampoo aus. Eine Woche lang täglich durchführen.

Kopfschmerzen

Die Ursache für Kopfschmerzen können sehr vielfältig sein und sind deshalb auch schwer auszuforschen. Wetterfühligkeit, Allergien, hormonelle Störungen, Hitze, Kälte, Stoffwechselprobleme, Streß, psychische Belastungen usw. können Kopfschmerzen verursachen. Wenn die Auslösefaktoren nicht erkannt werden, wird meist eine symptomorientierte Behandlung mit schmerzstillenden Präparaten verordnet.
Schwarzkümmel kann bei Kopfschmerzen helfen, wenn diese hormonell bedingt sind. Da die Ursache meist nicht geklärt ist, sollten Sie auf alle Fälle eine Behandlung mit Schwarzkümmel in Betracht ziehen.

Schwarzkümmel-Anwendungen

- Mischen Sie gemahlenen Schwarzkümmel, gemahlenen Anis und gemahlene Nelken im Verhältnis 1:1:1. Nehmen Sie vor dem Frühstück und vor dem Mittagessen je einen Teelöffel des Pulvers ein. Lassen Sie es so lange im Mund, bis es genug Speichel aufgesaugt hat und sich problemlos schlucken läßt.

Was Sie sonst noch tun können

Vermeiden Sie stickige Räume. Kopfschmerzen werden oft durch Sauerstoffmangel ausgelöst. Bewegung an frischer Luft lindert die Beschwerden, ebenso das entspannte Liegen mit geschlossenen Augen in einem gut gelüfteten Raum. Alkohol und Tabak sind zu vermeiden. Die Ernährung sollte salz- und reizlos sein. Auf weißes Mehl und Fleisch sollten Sie verzichten. Nehmen Sie viel Obst, Salate, Rohkost, saure Milch und Buttermilch zu sich.

Altbewährte Heilmittel

- Kräutertee: Melissenblätter 20 g, Baldrian 10 g, Lavendelblüten 10 g, Rosmarin 10 g mischen und mit 1/4 Liter heißem Wasser aufgießen. Trinken Sie täglich zwei bis drei Tassen.
- Auch feucht-kalte Umschläge auf Stirn und Nacken bessern oft die Schmerzen.
- Eine heiße Tasse starker, schwarzer Kaffee mit dem Saft einer Zitrone.
- Bei einsetzendem Kopfschmerz träufeln Sie am besten Pfefferminzöl auf einen Wattebausch, halten diesen an die Nase und atmen tief ein.

KRÄTZE

Die Krätze ist eine Hauterkrankung, die durch Krätzmilben verursacht werden. Die Krätzmilben sind sehr leicht zu übertragen. Die kleinen Parasiten fressen winzige Löcher und Gänge in die Haut, die mit Juckreiz und Entzündungen reagiert. Die Krätze kann alle Körperpartien befallen, vorzugsweise jedoch Finger, Hautgelenke, Achselfalten, Brustwarzen, Penis und Hautfalten. Nicht nur, daß die Parasiten sich vom Menschen ernähren, sie legen auch ihre Eier in den Höhlen und Gängen in der Haut ab.
Schon seit langer Zeit wird im Orient Schwarzkümmel zur Bekämpfung der Krätze erfolgreich eingesetzt.

Schwarzkümmel-Anwendungen

- Mischen Sie gemahlenen Schwarzkümmel mit Apfelessig im Verhältnis 1:4. Lassen Sie die Mischung zehn Minuten ziehen. Filtern Sie die Flüssigkeit ab (Tuch oder Kaffeefilter) ,und stellen Sie den verbliebenen Rest an die Sonne, um die Flüssigkeit verdunsten zu lassen, bis die Restmasse eine dickflüssige Konsistenz erreicht hat. Massieren Sie den Schwarzkümmelschlamm in die befallenen Hautstellen ein, und lassen Sie die Substanz vier Stunden einwirken. Die Behandlung muß wenigstens eine Woche lang täglich durchgeführt werden, um sicherzugehen, daß auch alle Eier der Parasiten vernichtet werden.

Magen-Darm-Infektionen

Über die Nahrung oder das Trinkwasser können sich Krankheitserreger in den Magen-Darm-Bereich einschleusen. Zum Beispiel können Viren Magen-Darm-Infektionen hervorrufen, die sich in Durchfall, Bauchschmerzen, Übelkeit und Erbrechen äußern.

Schwarzkümmel-Anwendungen

- Dreimal täglich je zwei Kapseln Schwarzkümmelöl einnehmen.
- Erhitzen Sie Apfelessig, rühren Sie gemahlenen Schwarzkümmel ein und lassen Sie das Ganze noch einmal aufkochen. Geben Sie Schwarzkümmelöl dazu, und rühren Sie die Mischung gut durch. Dreimal täglich zwei Teelöffel einnehmen.

Was Sie sonst noch tun können

Verzichten Sie auf schwer verdauliche und stark gewürzte Speisen. Alkohol, Tabak und Kaffee sollten Sie meiden. Wenn die Symptome nicht abklingen, müssen Sie unbedingt den Arzt aufsuchen.
Unterstützen Sie den Körper, indem Sie viel Flüssigkeit trinken, die den Flüssigkeitsverlust, der durch den Durchfall und das Erbrechen verursacht wird, ausgleicht.

- Ein Tee mit stopfender Wirkung setzt sich aus Blutwurz, Eichenrinde, Walnußblättern und Melisse zusammen. Überbrühen Sie einen Teelöffel mit 1/4 Liter heißem Wasser.
- Auch die Auflage einer Wärmflasche oder warmer Umschläge sind hilfreich. Sie sollten wenigstens eine halbe Stunde aufliegen.
- Altbewährt ist der mit Schale geschabte Apfel. Er entzieht dem Darm die Flüssigkeit und stopft.
- Anisschnaps hat sich bei Durchfall bewährt. Lassen Sie 30 Gramm Anissamen in 0,7 Liter Korn zehn Tage lang ziehen, und seihen Sie dann ab. Trinken Sie einen Eßlöffel bei Bedarf.
- Bedenken Sie dabei aber immer, daß in den meisten Fällen Durchfall eine Selbstreinigung des Körpers darstellt. Also nicht zu früh Stopfendes essen!

Magengeschwüre

Magengeschwüre äußern sich durch dumpfe, reißende Schmerzen im Oberbauch, die oft zur linken Seite hin ausstrahlen. Die Ursachen für die Entstehung von Magengeschwüren sind noch nicht restlos geklärt und können sehr vielfältig sein. Begünstigend wirken auf alle Fälle stressige Lebensbedingungen und übermäßiger Konsum von Kaffee.
In Indien wird Schwarzkümmel als Mittel gegen Magengeschwüre angewendet und zeigt oft sehr gute Wirkung.

Schwarzkümmel-Anwendungen

- Mischen Sie 10 Tropfen Schwarzkümmelöl und einen Eßlöffel gemahlene Granatapfelschalen in einer Tasse Honig. Nehmen Sie einen Eßlöffel morgens auf nüchternen Magen zu sich. Die Kur sollten Sie wenigstens zwei Monate durchführen.

Was Sie sonst noch tun können

Achten Sie auf leicht verdauliche Kost mit wenig Salz. Mineralstoffmischungen aus der Apotheke sollten Sie nahrungsergänzend einnehmen. Essen Sie langsam, und kauen Sie gründlich. Achten Sie auf regelmäßigen Stuhlgang. Tierisches Fett, Fleisch, weißes Mehl, Salat, saure Beeren und Steinobst sollten Sie nach Möglichkeit vermeiden. Auf Genußmittel wie Kaffee, Alkohol und Tabak unbedingt verzichten.
Streß als ein entscheidender Faktor bei der Magengeschwür-

bildung sollte durch Entspannungstraining und leichtes Ausdauertraining reduziert werden.

Altbewährte Heilmittel

- Als Teemischung ist Kamille, geriebener Kümmel und Tausendgüldenkraut empfehlenswert. Einen Teelöffel der Mischung mit 1/4 Liter heißem Wasser übergießen und zehn Minuten lang ziehen lassen. Abseihen und drei Tassen täglich trinken.
- Bei Magengeschwüren finden im allgemeinen feuchtkalte Wickel Anwendung. Schmerzen werden mit heißen Auflagen, am besten mit Zusatz von Kamille, behandelt.

Menstruationsbeschwerden

Viele Frauen leiden sehr stark unter der Menstruation, die mit begleitenden Beschwerden wie Krämpfen, Schmerzen, depressiven Verstimmungen oder starken Blutungen zur monatlichen Qual wird.
Lindernd bei Krämpfen und Schmerzen wirkt der Schwarzkümmel.

Schwarzkümmel-Anwendungen

- Übergießen Sie einen Eßlöffel Schwarzkümmelsamen mit einem 1/4 Liter heißem Wasser. Lassen Sie den Tee zehn Minuten ziehen, und seihen Sie ab. Trinken Sie täglich zwei Tassen von dem Tee.

Was Sie sonst noch tun können

Alle Maßnahmen, die der Entkrampfung und der Entspannung dienen, sind bei Menstruationsbeschwerden wohltuend. Häufig treten Verstimmungszustände durch den Mangel an Vitamin B6 auf, der auf die Einnahme der Pille zurückzuführen ist. Um diesen Mangel auszugleichen, ist es ratsam, reichlich Gemüse, Salat und Leber (in Maßen) zu essen. Zusätzlich können Sie auch fertige Vitamin-B6-Präparate zu sich nehmen. Magnesium und Kupfer sind wichtige Spurenelemente, die krampfauflösend wirken und nahrungsergänzend eingenommen werden sollten.

- Bei krampfartigen Schmerzen im Unterleibsbereich hat sich eine Mischung aus Schafgarbe, Frauenmantel, Melisse und Thymian als Aufguß bewährt. Trinken Sie zweimal täglich von dem Tee.
- Wärme in jeder Form lindert die Schmerzen. Seit jeher werden bei Menstruationsbeschwerden Heublumensäcke (in der Apotheke erhältlich) aufgelegt. Sie können die Heublumensäcke auch über einem Topf mit kochendem Wasser erwärmen und vor dem Zubettgehen auf den Unterleib legen. Fixieren Sie den Sack mit einem großen Tuch oder einer Binde und lassen Sie ihn über Nacht wirken.
- Ein Sitzbad mit Rosmarin und Schafgarbe entspannt und bringt Erleichterung. Gießen Sie dazu etwa einen Liter Wasser auf eine Handvoll der Kräutermischung. Lassen Sie das Ganze etwa zehn Minuten ziehen und gießen Sie es anschließend ins Badewasser. Baden Sie ruhig eine halbe Stunde, und ruhen Sie, wie nach jedem Kräuterbad, auch hier noch etwas nach.

Mundgeruch

Mundgeruch entsteht meist durch stark geruchsentwickelnde Nahrungs- und Genußmittel, wie etwa Zwiebel, Knoblauch, Tabak, Alkohol usw. Aber auch Bakterien, die sich im Mund und Rachenraum oder an den Zähnen festsetzen, können Mundgeruch verursachen. Wenn alle Maßnahmen zur Beseitigung des Mundgeruchs nicht fruchten, können Störungen im organischen Bereich nicht ausgeschlossen werden. In diesem Fall ist ein Arzt zu Rate zu ziehen.
Der Schwarzkümmel hat sich als Mittel zur Beseitigung von Mundgeruch bewährt.

Schwarzkümmel-Anwendungen

- Legen Sie rote Rosinen in Schwarzkümmelöl ein und nehmen Sie davon täglich einen Eßlöffel voll zu sich. Oder Sie kauen Schwarzkümmelsamen und rote Rosinen.

Was Sie sonst noch tun können

Am besten, Sie vermeiden die Nahrungs- und Genußmittel, die den Mundgeruch verursachen. Regelmäßiges Zähneputzen und die regelmäßige Intensivpflege der Zähne durch den Zahnarzt beugt den Bakterien im Zahnbereich vor und verhindert Mundgeruch.

- Mischen Sie Anis, Süßholzwurzel und Salbei zu gleichen Teilen, und gießen Sie auf einen Teelöffel 1/4 Liter Wasser auf. Lassen Sie den Tee zehn Minuten lang ziehen, und seihen Sie ab. Trinken Sie drei Tassen täglich.
- Gurgeln Sie mit folgender Kräutermischung: Kamille, Quendel, Basilikum und Thymian zu gleichen Teilen mischen und als Tee zubereiten. Mehrmals täglich gurgeln.
- Bei Mundgeruch kauen Sie vor dem Essen fünf Wacholderbeeren, aber nicht länger als zwei Wochen, da die Wirkstoffe der Wacholderbeeren nierenreizend wirken können.

Neurodermitis

Über die Ursache der chronischen entzündlichen Hauterkrankung gibt es verschiedenen Meinungen. Die einen deuten sie als allergische Hautreaktion, andere wiederum sehen ihren Ursprung im seelischen Ungleichgewicht. Die Heilungschancen sind nicht sehr groß. Der Heilungsprozeß fordert viel Geduld und Konsequenz und meist auch eine Umstellung der Ernährung. Die seelische Komponente spielt eine große Rolle und begünstigt die Krankheit in den meisten Fällen. Auch Pilze, die sich im Darmbereich übermäßig ausbilden, können mitverantwortlich für die Bildung von Neurodermitis sein.
Die von Neurodermitis befallenen Hautstellen jucken, sind glanzlos und trocken. Durch das Aufkratzen der juckenden Knötchen entstehen Entzündungsherde, die sich ständig aufs neue infizieren.
Bei der Behandlung der Neurodermitis mit dem Schwarzkümmel wurden gute Erfolge erzielt. Er ist in der Lage, die Neurodermitis auszuheilen und nimmt zudem den ständigen Juckreiz.

Schwarzkümmel-Anwendungen

◆ Nehmen Sie täglich dreimal zwei Kapseln Schwarzkümmelöl (ca. 3 g Schwarzkümmelöl) zu sich.

Was Sie sonst noch tun können

Eine Umstellung der Ernährung ist meist unbedingt notwendig, um der Neurodermitis Herr zu werden. Vermeiden Sie zumindest in der Therapiephase weitgehend tierisches Eiweiß (Fleisch, Butter, Milch usw.), oder versuchen Sie die Einnahme auf ein Minimum zu reduzieren. Ihr Speiseplan sollte sich hauptsächlich aus Vollwertkost, Rohkost, frischem Gemüse, Salaten usw. zusammensetzen. Als Nahrungsergänzung nehmen Sie viel Vitamin C, Zink, Mangan und Magnesium zu sich. Trinken Sie viel, um die Entschlackung und Entgiftung des Körpers zu forcieren.

Kaufen Sie Kleidung aus Naturfasern (Seide, Baumwolle). Synthetische Fasern oder Wolle begünstigen den starken Juckreiz.

Seelische Mißstimmungen fördern die Neurodermitis. Vermeiden Sie Aufregungen oder Streß. Erlernen Sie eine Entspannungs-Methode, wie das autogene Training oder Yoga, um im Alltag eine gewisse Ausgeglichenheit zu erreichen. Kindern, die an Neurodermitis leiden, sollten Sie besonders viel Zuwendung und Verständnis schenken.

Die Sonne, in Maßen genossen (Sonnenbrand unbedingt vermeiden), oder die Bestrahlung im Solarium wirkt sich positiv auf die Haut aus. Auch die salzhaltige Meeresluft hat eine heilende Wirkung, besonders die des Toten Meeres. Als Alternative sind Bäder, die mit Salzen des Toten Meeres (in der Apotheke erhältlich) angereichert werden, empfehlenswert.

Da auch übermäßiger Pilzbefall im Darm die Krankheit begünstigen oder sogar auslösen kann, sollten Sie zusätzlich eine Pilzbehandlung ins Auge fassen (siehe »Pilze«). Der Grapefruitkern-Extrakt beispielsweise ist ein anerkanntes und bewährtes Mittel zur Bekämpfung von Pilzerkrankungen.

- Um die Ausschüttung von körpereigenem Kortison zu forcieren, sollten Sie frühmorgens kalt duschen.
- Auch Molkepackungen haben sich bei Neurodermitis bewährt. Dazu wird ein Tuch in Molke getränkt und aufgelegt. Decken Sie die Auflagen mit einem trockenen Tuch zu. Lassen Sie die Auflagen wenigstens eine Stunde einwirken.
- Äußerlich wird Schöllkrautsalbe angewendet. Besorgen Sie aus der Apotheke Schöllkrauttinktur, oder stellen Sie mit einem Entsafter Schöllkrautsaft aus frischem Schöllkraut her. Mischen Sie den Schöllkrautsaft (die -tinktur) mit Wollfett oder Darmfett vom Schwein im Verhältnis 1:10.
- Nehmen Sie täglich ein Käsepappel-Zinnkraut-Vollbad. Dazu werden 200 Gramm der Kräutermischung mit 2 Litern Wasser aufgekocht. Lassen Sie das Ganze 30 Minuten ziehen, seihen Sie ab, erwärmen Sie nochmals, und fügen Sie den Absud dem Badewasser zu. Die Badedauer sollte 30 Minuten betragen.

Nierensteine

Nierensteine entstehen durch Auskristallisieren der im Harn gelösten Stoffe. Nierensteine können starke krampfartige Schmerzen (Nierenkoliken) hervorrufen, die von der Nierengegend zur Blase hin strahlen, manchmal bis zu den Hoden und den Beinen. Begleiterscheinungen können bluthaltiger Harn und starke Blähungen sein.

Schwarzkümmel-Anwendungen

- Zweimal täglich einen Teelöffel oder eine Kapsel Schwarzkümmelöl einnehmen.
- Mischen Sie einen Teelöffel gemahlenen Schwarzkümmelsamen mit zwei Eßlöffeln Honig und einer zerdrückten Knoblauchzehe. Der Schwarzkümmelhonig wird in Wasser aufgelöst. Dreimal täglich drei Wochen lang ein Glas trinken.

Was Sie sonst noch tun können

Vor allem sollten Sie auf eine gute Durchspülung der Nieren achten. Trinken Sie reines Wasser oder Tafelwasser, denn Mineralwasser könnte zu viele Mineralstoffe enthalten, die die Nierensteinbildung eher begünstigen. Zwei Liter Flüssigkeit pro Tag ist das Mindestmaß, das Sie zu sich nehmen sollten. Gestalten Sie Ihre Ernährung salzarm.
In den meisten Fällen ist es sehr sinnvoll, den Harn durch Vitamin C (Ascorbinsäure) anzusäuern. Nehmen Sie viel Flüssigkeit in Form von Fruchtsäften zu sich.

- Löwenzahn, Birkenblätter und Eisenkraut zu gleichen Teilen mischen, einen Teelöffel davon mit 1/4 Liter heißem Wasser aufgießen und zehn Minuten ziehen lassen. Trinken Sie täglich drei Tassen.
- Bewährt hat sich auch das Sitzbad mit Hundszahngraswurzeln, Maisbart und Malvenblüten. 200 Gramm davon mit einem Liter Wasser aufkochen und 15 Minuten ziehen lassen. Abseihen und dem Badewasser zusetzen.
- Warme Vollbäder wirken entspannend und sind auch bei akuten Koliken wirksam. Schmerzlindernd bei Koliken wirken auch heiße Nierenkompressen.
- Trinken Sie Porreesaft, aber auch Spargel-, Sellerie-, Löwenzahn- oder Sauerkrautsaft (Ansäuern des Harns), am besten vor den Mahlzeiten.

Ohrenschmerzen

Ohrenschmerzen treten oft in Zusammenhang mit einer Erkältungskrankheit auf. Bei manchen Menschen genügen als Auslöser schon Kälte oder Zug.
Für die Behandlung eignet sich aufgrund seiner entzündungshemmenden Wirkung Schwarzkümmel.

Schwarzkümmel-Anwendungen

- Schwarzkümmelsamen werden in heißem Schwarzkümmelöl geröstet. Nach dem Abseihen des Samens läßt man das Öl erkalten. Träufeln Sie das Öl in die Ohren. Verschließen Sie die Ohrgänge mit Wattebäuschchen, um das Auslaufen des Öls zu verhindern.

Was Sie sonst noch tun können

Empfindliche Menschen sollten ihre Ohren bei schlechtem Wetter schützen. Um Ohrenschmerzen vorzubeugen, ist Abhärtung und eine Stärkung des Immunsystems erforderlich. Vitamin C in großen Mengen, Selen und Zink sind nahrungsergänzende Stoffe, die die Abwehrkräfte steigern. Ihre Nahrung sollten vitaminreiche Produkte sein und viel Obst, Gemüse und Vollkornprodukte umfassen. Nehmen Sie regelmäßig Echinacea-Tinktur zu sich, laufen Sie morgens im Tau (barfuß, fünf Minuten) oder treten Sie Wasser (fünf Minuten), nehmen Sie Wechselbäder (nicht zu heiß, nicht zu kalt) und besuchen Sie regelmäßig die Sauna.

- Folgender Tee hat sich bei Ohrenschmerzen bewährt: Basilikum, Kamille, Eibisch und Salbei werden zu gleichen Teilen gemischt, und 1/4 Liter Wasser wird auf einen Teelöffel der Mischung aufgegossen. Lassen Sie den Tee zehn Minuten lang ziehen und seihen Sie ab. Trinken Sie drei Tassen täglich.
- Bei einem anderen altbewährten Rezept wird eine Handvoll Petersilie zerdrückt und in ein Tuch geschlagen, das auf das schmerzende Ohr aufgelegt wird.

PILZINFEKTIONEN

Pilze fühlen sich in warmer, feuchter Umgebung besonders wohl und nisten sich deshalb bevorzugt im Mundbereich, im Intimbereich, in den Achselhöhlen, im Schritt, in den Nagelbetten oder an den Füßen ein. Pilze befallen nicht nur die äußeren Hautpartien, sondern sie dringen auch in das Körperinnere ein und setzen sich an verschiedenen Organen fest. Innerliche Pilze können verschiedenste Krankheiten verursachen.

Ein Grund für die ansteigende Rate der Pilzinfektionen ist die reichliche Einnahme von Antibiotika, die nicht nur die schlechten Bakterien, sondern auch die Nutzbakterien abtöten, die unter anderem für die natürliche Bekämpfung von Pilzen verantwortlich sind. Auch andere medikamentöse Therapien, Streß, minderwertige Lebensmittel, Umwelteinflüsse usw. schwächen das Immunsystem, das auch für die Abwehr von Pilzinfektionen verantwortlich ist. Pilze sind sehr ansteckend und können an Orten, die ihnen optimale Überlebensbedingungen schaffen (Bäder, Sauna, Whirlpools usw.) übertragen werden. Innerlich nimmt der Körper die Pilze über die Atmung und die Nahrung auf. Pilzforscher haben herausgefunden, daß Pilze eine wesentliche Rolle bei verschiedensten Krankheiten spielen können oder diese zumindest günstig beeinflussen.

Die wichtigsten Schimmel- und Hefepilze, die Krankheiten auslösen oder begünstigen, sind:

- Schimmelpilz Mucor: Verantwortlich für Durchblutungsstörungen und andere Herz-Kreislauf-Beschwerden.
- Schimmelpilz Aspergillus: Setzt sich im Lymphsystem und in den Gelenken fest.

- Schimmelpilz Penicillium: Verantwortlich für entzündliche Prozesse.
- Schimmelpilze setzen außerdem das Gift Aflatoxin frei, das auf Dauer die Leber beeinträchtigen kann.
- Hefepilz Candida albicans: Der schädlichste Hefepilz. Bei geschwächtem Immunsystem kann sich der Pilz von seinem Ursprungsort, dem Darm (wo er normalerweise keinen Schaden anrichtet), in die Lunge, die Nieren oder das Herz ausbreiten. Der Pilz kann verschiedene Symptome auslösen wie: Verdauungsbeschwerden, Menstruationsbeschwerden, Prostatabeschwerden, Allergien, Herzbeschwerden, Kopfschmerzen, Asthma, Blutzucker, Gastritis, Magengeschwüre, Stimmungsschwankungen usw.

Schwarzkümmel-Anwendungen

- Behandlung von äußerlichen Pilzen: Erhitzen Sie Apfelessig, und rühren Sie gemahlenen Schwarzkümmel ein. Nach dem Aufkochen geben Sie Stärkemehl zu und rühren gut um (Mischungsverhältnis Essig : Schwarzkümmel : Stärkemehl = 2:1:1). Abkühlen lassen und dreimal täglich auf die betroffenen Hautstellen auftragen.
- Innerliche und äußerliche Pilze: Dreimal täglich zwei Kapseln Schwarzkümmelöl innerlich anwenden.
- Rezept bei inneren Pilzen: Essig aufkochen, unter ständigem Rühren gemahlenen Schwarzkümmel zugeben, danach Schwarzkümmelöl einrühren (Mischungsverhältnis Essig : gemahlener Schwarzkümmel:Schwarzkümmelöl = 2:1:1). Hat die Lösung eine etwas dichtere Konsistenz angenommen (sirupartig), wird sie vom Herd genommen. Dreimal täglich einen Eßlöffel vor den Mahlzeiten.

Hygiene ist das Wichtigste, um sich vor Pilzinfektionen zu schützen und eine Pilzinfektion zu behandeln. Da die Pilze hochansteckend sind, ist es notwendig, Wäschestücke (Handtücher, Bettzeug, Unterwäsche usw.), die mit den Pilzen in Berührung kommen, auszukochen oder zu desinfizieren (spezielle Pilzmittel). Als präventive Maßnahme sollten Sie in öffentlichen Badeanstalten oder Duschen von Sporteinrichtungen ausschließlich eigene Bademittel (Shampoo, Duschgel, Handtücher) verwenden. Auch Badesandalen, die den Bodenkontakt verhindern, schützen vor Pilzen. Tragen Sie luftige Kleidung aus Naturstoffen. Synthetische Fasern sind nicht atmungsaktiv und verhindern den Abtransport von Wärme und Feuchtigkeit. Pilze fühlen sich in warmer, feuchter Umgebung besonders wohl.
Bei äußerlichen und vor allem bei innerlich Pilzen ist eine Umstellung der Ernährung notwenig, um dem Pilz Nahrungsstoffe zu entziehen und ihn an seiner Weiterentwicklung zu hindern. Medikamentöse Therapien (Antibiotika, Kortison usw.) sollten unbedingt vermieden werden. Antibiotika beispielsweise zerstören jene Bakterien im Darm, die den Pilz auf natürliche Weise bekämpfen.
Vor innerlichen Pilzen schützen Sie sich am besten, indem Sie nicht mit ihnen in Berührung kommen. Schimmel in Nahrung und Wohnung, Erde von Zimmerpflanzen usw. vermeiden.

Pilzdiät

Welche Nahrungsmittel sind zu vermeiden?

Hefebrot und -kuchen, Käse und einige Milchprodukte, Produkte aus weißem Mehl, Wurst, geräucherter Fisch, süße

Früchte (Trauben, Birnen, Bananen, Melonen), Zucker, Honig, getrocknetes Obst, Alkohol, Fruchtsäfte, Limonaden, Kaffee, Tee, Hefeflocken, Tartex, Fertiggerichte, Suppenwürfel, Essig, Ketchup, Senf.

Welche Nahrungsmittel sind erlaubt?
Sauerteigbrot, Knäckebrot, Kuchen ohne Zucker, Diätmargarine, Butter, Vollkornprodukte (Reis, Hafer, Gerste, Hirse, Weizen), Buttermilch, Sojamilch, Joghurt, Quark, Hüttenkäse, Hülsenfrüchte, Kartoffeln, Fleisch, Eier, Geflügel, Fisch, frisches Gemüse, Süßstoff, Nüsse, Samenkerne, Mineralwasser, Getreidekaffee, Kräutertee, Zitronensaft.

Rheuma

Die Auslöser von Rheuma sind vielschichtig und zum Teil noch nicht erforscht. Die Gelenkinnenhaut entzündet sich und wird schließlich zerstört. Danach greift die Entzündung auf die Gelenkknorpel, Bänder und Knochen über.
Schwarzkümmel hat sich begleitend zu jeder Rheumatherapie bewährt.

Schwarzkümmel-Anwendungen

- Nehmen Sie dreimal täglich zwei Kapseln Schwarzkümmelöl ein.
- Reiben Sie die schmerzenden Gelenke mit Schwarzkümmel-Majoran-Öl ein. Majoranöl stellen Sie her, indem Sie 20 Tropfen Majoranöl mit 0,1 Liter Olivenöl vermischen. Majoranöl und Schwarzkümmelöl im Verhältnis 1:1 vermischen.

Was Sie sonst noch tun können

Eine Umstellung der Ernährung ist notwendig. Tierische Fette, Fleisch, Wurst und stark gewürzte Speisen sind zu reduzieren. Essen Sie vollwertig: viel Salat, Gemüse und Vollkornprodukte. Distelöl, Leinöl und andere hochwertige pflanzliche Öle sollten auf Ihrem täglichen Speisezettel stehen.
Neben der generellen Stärkung des Immunsystems mit Vitamin C, Zink, Kupfer und Selen ist es wichtig, viel Vitamin E zu sich zu nehmen (Maiskeim- und Weizenkeimöl oder als Kapseln).
Eine regelmäßige Bewegung der entzündeten Gelenke ist oft

sehr schmerzhaft aber notwendig, um den weiteren Verfall zu verhindern.

Altbewährte Heilmittel

- Mischen Sie Sumpfporst, Arnikablüten, Wiesengaißbart und Birkenblätter zu gleichen Teilen. Gießen Sie heißes Wasser auf, und trinken Sie den Tee dreimal am Tag.
- Linderung bringt Bewegung in kaltem Wasser. Auch Umschläge mit kaltem Wasser haben einen lindernden Effekt, da mit den Umschlägen die Entzündungen etwas gemildert werden.
- Moorpackungen oder Moorbäder sind bei Rheumatismus zu empfehlen.
- Das Knoblauchöl zeigt bei rheumatischen Beschwerden gute Wirkung. Lassen Sie die geschälten Knoblauchzehen zweier Knoblauchknollen in einem halben Liter Speiseöl, am besten Olivenöl, vier Wochen lang ziehen. Seihen Sie danach die Knoblauchzehen ab, und reiben Sie die schmerzenden Stellen ein.

Schlafstörungen

Für Schlaflosigkeit gibt es verschiedenste Ursachen. Die häufigste ist wohl auf die unnatürliche Lebensweise zurückzuführen und die dadurch entstandene Störung des natürlichen Rhythmus zwischen Wachen und Schlafen. Auch psychische Belastungen, Streß usw. können für schlaflose Nächte sorgen.
In Ägypten wird der Schwarzkümmel von jeher als schlafförderndes Mittel geschätzt.

Schwarzkümmel-Anwendungen

- Bereiten Sie schon morgens einen Tee aus Schwarzkümmelsamen. Überbrühen Sie zwei Teelöffel mit 1/4 Liter heißem Wasser. zehn Minuten ziehen lassen und abseihen. Morgens auf nüchternen Magen und abends vor dem Schlafengehen eine Tasse trinken.

Was Sie sonst noch tun können

Bei akuten Schlafproblemen sollte man sich auf alle Fälle Gedanken über die Umstellung seiner Lebensgewohnheiten machen. Entspannungsübungen helfen abzuschalten und Probleme und Belastungen des Tages nicht in den Schlaf mitzunehmen. Aber auch die sehr beliebten abendlichen Eßgewohnheiten können die Schlafentwicklung beeinflussen. Besonders Nahrungsmittel, die reichlich Stärke enthalten, wie Brot, Nudelgerichte oder Süßspeisen, sollten vor dem Zubettgehen vermieden werden. Übrigens, der Schlaf vor Mitternacht

ist der erquickendste. Auch das gute Durchlüften des Zimmers vor dem Zubettgehen, besonders in der kalten Jahreszeit, läßt einen leichter einschlafen. Schlaffördernd wirkt auch eine leichte Lektüre (auf keinen Fall aufregend) vor dem Zubettgehen. Sportliche Betätigung (besonders für diejenigen, die den ganzen Tag im Büro sitzen) fördert den Streßabbau und damit auch die Intensität des Schlafs.
Vermeiden Sie unbedingt die Einnahme von Schlafmitteln der Körper gewöhnt sich daran, und früher oder später können Sie ohne diese Medikamente überhaupt nicht mehr schlafen.
Ihre Nahrung sollte reich an Zink, Kalzium, Magnesium und Vitamin C und B5 sein.

Altbewährte Heilmittel

- Tee aus Melisse 10 g, Orangenblüten 10 g, Baldrian 20 g, Johanniskraut 20 g zusammenmischen und als Aufguß zubereiten. Vor dem Zubettgehen eine Tasse trinken.
- Nehmen Sie vor dem Zubettgehen ein warmes Melissen-Lavendelbad. Kochen Sie zwei Liter Wasser mit etwa 200 Gramm der Kräutermischung auf. Lassen sie 30 Minuten ziehen, erwärmen Sie sie nochmal und setzen Sie die Kräuteressenz nach dem Abseihen dem Badewasser zu.
- Trinken Sie vor dem Schlafengehen ein Glas warme Milch, der Sie einen Eßlöffel fein geriebene Mandeln zusetzen.

Schuppenflechte (Psoriasis)

Die Schuppenflechte ist eine überaus unerfreuliche Erkrankung der Haut. Die leicht entzündlichen Hautstellen jucken unangenehm, schuppen sich und treten bevorzugt an Ellbogen, Knie, Beinen, Armen und Kopfhaut auf. Die Ursachen für die Entstehung von Schuppenflechte sind oft sehr vielschichtig. Die verschiedenen Behandlungsmethoden bringen meist nur zum Teil Erfolge, und ein erneutes Aufflammen der Psoriasis läßt sich in vielen Fällen nicht verhindern.
Mit dem Schwarzkümmelöl ließen sich bei der Behandlung von Schuppenflechte sehr gute Erfolge erzielen.

Schwarzkümmel-Anwendungen

- Dreimal täglich zwei Kapseln Schwarzkümmelöl einnehmen.
- Äußerliche Einreibungen mit Schwarzkümmelöl. Das Schwarzkümmelöl sollte ständig auf die betroffenen Hautstellen wirken.

Was Sie sonst noch tun können

Die Frage der richtigen Ernährung ist ein äußerst wichtiger Aspekt bei der Behandlung von Schuppenflechte. Produkte, die tierische Eiweiße enthalten sowie fette, stark gewürzte Speisen sollten so weit wie möglich reduziert werden. Stellen Sie Ihre Ernährung auf Vollwertkost mit viel frischem Salat, und Rohkost um (wichtig sind die Vitamine A und C, aber auch Zink). Als Speiseöl sollten ausschließlich hochwertige pflanzli-

che Öle verwendet werden (Leinöl, Distelöl usw.). Milch und Eier äußerst sparsam verwenden. Damit Gift und Schlackenstoffe ausreichend ausgeschieden werden, müssen Sie genügend Flüssigkeit zu sich nehmen.
Auch die mentale Ebene sollte bei der Schuppenflechte nicht außer acht gelassen werden, denn ein seelisches Ungleichgewicht begünstigt die Entwicklung der Schuppenflechte. Autogenes Training, Yoga oder Mentales Training sind Möglichkeiten, um sich zu entspannen und sein mentales Gleichgewicht zu bewahren.
Die Bestrahlung mit ultraviolettem Licht, durch Sonne oder Solarium, wirkt sich positiv auf die erkrankten Hautstellen aus. Dabei ist ein Sonnenbrand unbedingt zu vermeiden. Auch die salzhaltige Meeresluft hat eine heilende Wirkung, besonders die des Toten Meeres. Verwenden können Sie als Alternative Bäder, die mit Salzen des Toten Meeres (in der Apotheke erhältlich) angereichert werden.

Altbewährte Heilmittel

- Blutreinigend und beruhigend wirkt folgender Kräutertee: Kamille, Lavendel, Brennessel und Thymian mischen, einen Teelöffel mit 1/4 Liter heißem Wasser aufgießen und zehn Minuten ziehen lassen. Dreimal täglich eine Tasse trinken.
- Um die Nebennierenrinde zu einem vermehrten Ausscheiden von körpereigenem Kortison anzuregen, sollten Sie frühmorgens nach dem Aufstehen eine kalte Dusche nehmen.

SODBRENNEN

Sodbrennen kann infolge von Übersäuerung des Magens oder mangelnder Säurebildung entstehen. Auch bei verschiedenen Magenerkrankungen tritt Sodbrennen als Begleiterscheinung auf.

Schwarzkümmel-Anwendungen

- Bei Bedarf nehmen Sie ein Glas warme Milch zu sich, das mit fünf Tropfen Schwarzkümmelöl angereichert wird (kann mit Honig gesüßt werden).

Was Sie sonst noch tun können

Oft sind es bestimmte Nahrungsmittel, die das Sodbrennen auslösen. Kaffee und Süßes fördern die Bildung der Magensäure. Ein wesentlicher Faktor bei der Entstehung von zu viel Magensäure ist chronischer Streß.
Sodbrennen läßt meist auf eine Übersäuerung des Magens schließen. Um die Säuren auszuscheiden, ist eine basenreiche Kost notwendig. Auch ein sportliches Ausdauertraining oder regelmäßige Saunabesuche führen zum vermehrten Ausscheiden von Säure.

- Ein hilfreicher Kräutertee setzt sich aus Majoran, Kamille und Minze zusammen. Ein Teelöffel der Mischung wird mit 1/4 Liter Wasser übergossen. Lassen Sie den Tee zehn Minuten ziehen, und seihen Sie dann ab. Trinken Sie drei Tassen täglich und bei Bedarf.
- Machen Sie feuchte, warme Wickel. Das feuchtwarme Tuch wird in der Bauchgegend aufgelegt und mit einer warmen dicken Decke abgedeckt. Der Wickel sollte 30 Minuten einwirken.
- Altbewährt ist auch das Kauen von geschälten Mandeln bei Sodbrennen.
- Eine Messerspitze Speisesoda hilft ebenfalls, die Beschwerden zu lindern.

Sonnenbrand

Ohne die wärmenden Strahlen der Sonne wäre ein Leben auf der Erde generell nicht möglich. Beim Menschen steigert ein Sonnenbad das allgemeine Wohlbefinden und wirkt auch bei verschiedensten Erkrankungen heilend. Die Sonne ist Lebens- und Energiespender und sollte trotz Ozonproblematik nicht ganz aus unserem Gesundheitsbewußtsein verdrängt werden. Zu intensive Sonnenbestrahlung kann neben Sonnenbränden jedoch Langzeitschäden an der Haut hervorrufen.

Schwarzkümmel-Anwendungen

- Bei Sonnenbränden hat sich eine Schwarzkümmel-Körperlotion bewährt, die sich aus Mandel- oder Weizenkeimöl und Schwarzkümmelöl im Verhältnis 1:1 zusammensetzt.

Was Sie sonst noch tun können

In erster Linie sollten Sie sich nicht zu lange den Sonnenstrahlen aussetzen. Besonders hellhäutige Typen sollten den Sommer mit anfangs nur kurzen Sonnenbädern beginnen.
Antioxydative Schutzstoffe wie Vitamin A, C, E, Selen und vor allem Betacarotin (in allen roten und gelben Gemüsen) reduzieren den gesundheitsgefährdenden Effekt der Sonnenstrahlen. Daher täglich viel frisches Obst und Gemüse.

- Äußerlich findet bei Sonnenbrand das Johanniskrautöl Anwendung. Dazu wird ein Teil der Tinktur (in der Apotheke erhältlich) mit fünf Teilen Pflanzenöl vermischt. Wenn Sie das Öl selbst herstellen wollen, müssen Sie das Kraut in Öl im Verhältnis 1:5 ansetzen und drei Wochen an einem dunklen, kühlen Ort lagern.
- Kühlend und lindernd wirken auch Joghurt-Auflagen. Der Joghurt wird mit den Fingern aufgetragen und leicht einmassiert. Die Auflage sollte erst abgewaschen werden, wenn der Joghurt völlig eingetrocknet ist.
- Bei Sonnenbrand haben sich Efeublätter bewährt, die fünf Minuten in siedendes Wasser kommen und anschließend auf die verbrannten Hautstellen aufgelegt werden.

Sportverletzungen

Auch bei Sportverletzungen wie Prellungen und Verstauchungen kann der Schwarzkümmel gute Dienste leisten.

Schwarzkümmel-Anwendungen

- Nehmen Sie dreimal täglich zwei Kapseln Schwarzkümmelöl ein.
- Massage der verletzten Körperstelle mit einer Schwarzkümmel-Arnikaöl Mischung (1:1). Dreimal täglich.
- Um einem Muskelkater vorzubeugen, nimmt man morgens und abends je fünf Gramm Schwarzkümmelsamen zu sich.

Was Sie sonst noch tun können

Je nach Schweregrad der Verletzung sollte zur sicheren Diagnose unbedingt ein Röntgenbild angefertigt werden.

Altbewährte Heilmittel

- Innerlich angewendet, leistet der Arnika-Johanniskrauttee gute Dienste. Mischen Sie die Kräuter zu gleichen Teilen, und überbrühen Sie einen Teelöffel der Mischung mit 1/4 Liter heißem Wasser. zehn Minuten ziehen lassen und abseihen. Drei Tassen täglich trinken.
- Bei Verletzungen dieser Art sind kalte Anwendungen nützlich: kalte Güsse, Eispackungen oder kalte Wickel, die mit

einem Tuch fixiert werden. Der kalte Wickel sollte gewechselt werden, sobald er sich auf Körpertemperatur erwärmt hat.

- Auch Auflagen mit kaltem Quark wirken schmerzlindernd. Der Quark wird in ein Tuch gerollt, das auf die verletzte Stelle aufgelegt und mit einem Tuch fixiert wird. Die Auflage wird erneuert, wenn der Quark eingetrocknet ist.

Tiere

Wie in der Humanmedizin findet der Schwarzkümmel auch in der Tiermedizin seine Anwendung bei Beschwerden verschiedenster Art.

Asthma

- Mischen Sie dem Futter täglich 10 % Schwarzkümmelsamen und -öl bei.

Bronchitis

- Besonders Pferde leiden gerne unter Bronchitis und stecken sich auch recht schnell untereinander an. Mischen Sie dem täglichen Futter 15 ml Schwarzkümmelöl bei.
- Bei anderen Tieren, die unter Bronchitis leiden, sollte der Schwarzkümmelöl-Anteil im Futter etwa 5 % betragen.

Ekzeme

- Ekzeme lassen sich lokal mit Schwarzkümmelöl behandeln.
- Dem Futter wird zusätzlich 5 % Schwarzkümmelsamen beigemischt.

Entzündungen an Gelenken und Haut

- Bei Entzündungen der Gelenke oder an der Haut wird dem Futter etwa 5 % Schwarzkümmelsamen beigemischt.
- Lokal werden die betroffenen Gelenke oder Hautstellen mit Schwarzkümmelöl eingerieben.

Euterentzündung (Mastitis)

- Die entzündeten Euter werden vorsichtig mit Schwarzkümmelöl, das etwas vorgewärmt wurde, massiert.
- Zusätzlich wird dem Futter etwa 5 % Schwarzkümmelsamen beigemengt.

Hautausschlag

- Bei Pferden dem Futter 15 ml Schwarzkümmelöl zugeben.
- Lokal wird der Ausschlag mit Schwarzkümmelöl behandelt.
- Bei allen anderen Tieren wird das Futter mit etwa 5 % Schwarzkümmelöl versetzt, und die betroffenen Hautstellen werden mit Schwarzkümmelöl behandelt.

Mast

- Das Körpergewicht von Tieren läßt sich um durchschnittlich sieben Prozent steigern, wenn man dem Futter etwa 5 % Schwarzkümmelschrot beimengt. Schwarzkümmelschrot bleibt bei der Pressung von Schwarzkümmelöl übrig. Es enthält viel Eiweiß, Kohlenhydrate, Vitamine, Mineralstoffe und Spurenelemente.

Milch

- Um Kühe, Ziegen oder andere Milchversorger zu vermehrter Milchproduktion anzuregen, wird dem Futter 5 % Schwarzkümmelsamen beigemischt.

Parasiten

- Mischen Sie 1/4 Liter gemahlenen Schwarzkümmel mit 1/16 Liter Essig. Anschließend die Flüssigkeit mit einem Tuch abfiltrieren. Der verbleibende Schwarzkümmelbrei wird in der Sonne getrocknet, bis die Masse eine schlammartige, fast trockene Konsistenz erreicht. Dann wird der Schwarzkümmelschlamm in das Fell des Tieres gerieben.

Unfruchtbarkeit

Unfruchtbarkeit bei Frauen kann verschiedenste Ursachen haben. Manchmal sind die Eileiter verlegt, so daß die Samenzelle nicht zur Eizelle vordringen kann, oder es steht keine Eizelle zur Befruchtung zur Verfügung, oder die befruchtete Eizelle kann sich nicht in der Gebärmutter einnisten. Wenn keine körperliche Ursache für die Unfruchtbarkeit diagnostiziert werden kann, sind die Gründe meist psychischer Natur.
In der orientalischen Medizin wird seit vielen Jahrtausenden Schwarzkümmel als Mittel gegen Unfruchtbarkeit eingesetzt.

Schwarzkümmel-Anwendungen

- Nehmen Sie dreimal täglich zwei Kapseln Schwarzkümmelöl ein.

Was Sie sonst noch tun können

Wenn die Ursache im seelischen Bereich liegt, sollten Sie auf alle Fälle therapeutische Hilfe in Anspruch nehmen. Lernen Sie eine Entspannungsmethode wie z.B. autogenes Training. Sie sollten stressige Situationen weitgehend meiden und um einen ruhigen Tagesablauf bemüht sein. Eine ausgewogene Ernährung mit Vollkornprodukten, Rohkost, Salat und Milchprodukten, sowie regelmäßige Bewegung an frischer Luft sind für das körperliche und seelische Wohlbefinden nur förderlich. Vitamin E, Kalium und Zink spielen eine ausgesprochen große Rolle für eine funktionierende Schwangerschaft.

- Mistel- und Johanniskrauttee erweisen sich oftmals bei Unfruchtbarkeit als sehr wirksam. Gießen Sie 1/4 Liter Wasser auf zwei Teelöffel Mistel auf, und lassen Sie den Tee zehn Minuten ziehen. Seihen Sie ab, und trinken Sie drei Tassen täglich.
- Entspannende Wirkung zeigen Lavendel-Bäder. Dazu kochen Sie 200 Gramm des Krautes mit zwei Litern Wasser auf, lassen das Ganze eine Stunde ziehen, erwärmen es nochmals und seihen anschließend ab. Fügen Sie den Absud dem Badewasser zu, und baden Sie 30 Minuten.
- Wirkungsvoll sind feuchtkalte Wickel im Unterleibsbereich. Legen Sie dazu ein feuchtkaltes Tuch auf, und decken Sie mit einem großen Handtuch ab. Lassen Sie den Wickel so lange einwirken, bis er sich auf Körpertemperatur erwärmt hat.
- Trockenbürstungen erweisen sich ebenfalls als hilfreich. Die Bürste muß immer zum Herzen geführt werden.

Verbrennungen

Verbrennungen leichteren Grades können selbst versorgt werden, da hier in erster Linie die Schmerzbehandlung im Vordergrund steht. Schwerere Verbrennungen, die starke Schäden an der Haut hervorrufen, müssen unbedingt von einem Arzt behandelt werden.

Schwarzkümmel-Anwendungen

- Massieren Sie die verbrannten Hautstellen vorsichtig mit Schwarzkümmelöl ein.

Was Sie sonst noch tun können

Fließendes Wasser hilft bei Verbrennungen am besten. Verwenden Sie als Erste-Hilfe-Mittel kein Öl oder spezielle Brandsalben. Entfernen Sie keine Kleidung, die an Brandwunden klebt. Bei schweren Verbrennungen muß die Behandlung vom Arzt vorgenommen werden. Offene Brandstellen sollten mit einem keimfreien Verband abgedeckt werden.

Altbewährte Heilmittel

- Einreiben der Brandwunden mit dem Eiweiß aus einem Hühnerei.
- Nach der ersten Versorgung hat sich zur Weiterbehandlung von Brandwunden die Echinacea-Salbe bewährt.

Verdauungsstörungen

Verdauungsstörungen treten meist infolge ungünstiger Eßgewohnheiten und minderer Nahrungsqualität auf. Es wird zu viel, zu hastig und zu unregelmäßig gegessen, so daß Magen und Darm meist überfordert sind. Die oft mindere Qualität der Nahrung trägt ihren Teil zum Allgemeinbefinden bei. Da der menschliche Körper seine Energie ausschließlich aus der Nahrung bezieht, wird die Wichtigkeit der Nahrungsqualität klar.

Schwarzkümmelanwendungen

- Trinken Sie bei Verdauungsstörungen dreimal täglich Schwarzkümmeltee. Übergießen Sie einen Eßlöffel Schwarzkümmelsamen mit 1/4 Liter heißem Wasser. Lassen Sie den Tee zehn Minuten ziehen.
- Bei Verstopfung werden dreimal täglich zwei Kapseln Schwarzkümmelöl eingenommen. Zusätzlich können Sie den schmerzenden Bauch mit warmem Schwarzkümmelöl massieren (kreisende Bewegungen im Uhrzeigersinn).

Was Sie sonst noch tun können

Ändern Sie Ihre Eßgewohnheiten. Essen Sie regelmäßig kleine Portionen, die ihren Magen nicht überladen. Lassen Sie sich beim Essen Zeit. Kauen Sie gut. Bei chronischen Verdauungsstörungen sollten Sie Ihre Ernährung auf Vollkornprodukte, Gemüse, Obst, Rohkost, Salate, mäßig Fleisch, wenig Fett usw. umstellen.

Bei Verstopfung ernähren Sie sich am besten ballaststoffreich. Vitamin C (3-5 g Ascorbinsäure = ein Teelöffel) in 1/4 Liter Wasser aufgerührt vor dem Frühstück, und eine ausreichende Zufuhr von Magnesium führen sehr rasch zu einer Normalisierung des Stuhlganges.
Weizenkleie und Leinsamen sind Produkte, die sich bei Darmträgheit bewährt haben. Beide sind fertig in Reformhäusern und Apotheken erhältlich, wirken aber besser, wenn sie frisch geschrotet werden. Nehmen Sie morgens einen Eßlöffel voll mit ausreichend Flüssigkeit zu sich.
Beim Frühstück sollte auf keinen Fall Müsli fehlen.
Körperliche Untätigkeit fördert die Verstopfung, deshalb sollten Sie auf alle Fälle Bewegung jeglicher Art durchführen.

Altbewährte Heilmittel

- Bei hartnäckiger akuter Stuhlverstopfung ist folgender Kräutertee zu empfehlen: Mischen Sie Sennaschoten und Faulbaumrinde zu gleichen Teilen. Gießen Sie mit heißem Wasser auf, und lassen Sie den Tee etwa zehn Minuten ziehen. Trinken Sie eine Tasse abends, die Wirkung erfolgt am nächsten Morgen. Der Tee sollte wirklich nur bei akuter Verstopfung angewendet werden.
- Morgens ein großes Glas Wasser oder Mineralwasser.
- Trockenfrüchte wie Zwetschen, Marillen, Feigen usw.
- Seit vielen Generationen wird der Angelikawein bei Verdauungsbeschwerden angewendet. Setzen Sie 30 Gramm Angelikawurzel mit einem Liter Weißwein an, und lassen Sie das Gemisch eine Woche an einem dunklen, kühlen Ort ziehen. Nach dem Abseihen trinken Sie ein halbes Glas vor den Hauptmahlzeiten.

Zahnschmerzen

Zahnschmerzen treten meist dann auf, wenn man sie am wenigsten gebrauchen kann, nämlich am Wochenende oder im Urlaub.
In Indien wird der Schwarzkümmel aufgrund seiner schmerzstillenden Wirkung bei Zahnschmerzen verwendet.

Schwarzkümmel-Anwendungen

- Geben Sie zwei Eßlöffel gemahlenen Schwarzkümmelsamen in ein Glas Apfelessig. Kochen Sie die Mixtur auf, dann erkalten lassen und abseihen. Bei Bedarf den Mund mit dem Absud spülen.

Was Sie sonst noch tun können

Zahnschmerzen können sehr unangenehm werden. Sie sollten bei beginnenden Schmerzen niemals am Zahn herumstochern. Kalte Packungen bringen nur kurzfristig Erleichterung, da sich der Zahnnerv zurückzieht. Durch die ständige Reizung jedoch verschlimmern sich die Schmerzen immer mehr.

Altbewährte Heilmittel

- Altbewährt sind Gewürznelken, die direkt auf den schmerzenden Zahl gelegt oder besser noch in das Zahnloch gesteckt werden. Die Gewürznelken sollten jede Stunde erneuert werden. Statt der Gewürznelken können Sie sich Nelkenöl aus der Apotheke besorgen und damit den schmerzenden Zahn stündlich einreiben. Mit dem Öl kann auch ein Wattebäuschchen getränkt werden, das in das Zahnloch gesteckt wird.

- Zur äußerlichen Anwendung können auch Leinsamen-Kamillesäckchen aufgelegt werden. Füllen Sie dazu Kamille und Leinsamen in ein Stoffsäckchen und legen Sie es 15 Minuten in kochendes Wasser. Packen Sie das noch warme Säckchen auf die Wange.
- Bei geringen Schmerzen getrocknete Malvenblüten kauen.

ZAHNFLEISCHENTZÜNDUNG

Zahnfleischprobleme haben sich in der westlichen Welt zur Zivilisationskrankheit entwickelt. Die meisten Menschen leiden an Zahnfleischentzündungen und ihrer chronischen Form, der Paradontose. Das Zahnfleisch bildet sich zurück und kann den Zähnen keinen Halt und Schutz mehr bieten. Bei Paradontose ist auch immer ein starker Kariesbefall der Zähne festzustellen. Schwarzkümmel eignet sich besonders aufgrund seiner entzündungshemmenden Eigenschaften gut zur Behandlung von Zahnfleischentzündungen.

Schwarzkümmel-Anwendungen

- Vermischen Sie gemahlenen Schwarzkümmel, gemahlenen Anis und gemahlene Nelken zu gleichen Teilen. Das Pulver wird eingenommen und so lange im Mund behalten, bis es mit dem Speichel vollständig angereichert ist. Danach schlucken Sie das Pulver hinunter.

Was Sie sonst noch tun können

Um einer Zahnfleischentzündung entgegenzuwirken, ist eine regelmäßige Pflege der Zähne und eine regelmäßige Massage des Zahnfleisches notwendig. Das Zahnfleisch muß dabei in Richtung Zahn massiert werden.
Ihr Speiseplan sollte viel frisches Obst, Gemüse, Rohkost und Vollkornprodukte enthalten. Stark gewürzte Speisen, Alkohol und Kaffee nur in Maßen genießen.

Wichtig für die Abwehrfunktion der Schleimhaut sind die Vitamine A, C und E sowie Zink und Selen.

Altbewährte Heilmittel

- Bei Zahnfleischentzündungen kann folgende Kräutermischung empfohlen werden: Kamille, Salbei, Zinnkraut und Thymian als Aufguß. Zwei Teelöffel der Mischung werden mit heißem Wasser übergossen. Lassen Sie den Tee zehn Minuten lang ziehen, und seihen Sie dann ab. Trinken Sie von dem Tee schluckweise über den ganzen Tag verteilt.
- Hilfreich sind auch warme Kräutersäckchen mit Arnika und Kamille. Füllen Sie die Mischung in ein Stoffsäckchen und lassen Sie es in heißem Wasser zehn Minuten lang ziehen. Legen Sie das warme Säckchen direkt auf die schmerzende Zahnstelle auf.

ZUCKERKRANKHEIT

Diabetes mellitus nennen die Mediziner die Zuckerkrankheit. Die Krankheit entsteht durch die altersbedingte Schwäche der insulinproduzierenden Zellen der Bauchspeicheldrüse. Alterszucker kann dadurch entstehen, da verschiedenste Organe vermindert auf Insulin reagieren. Beim gesunden Menschen liegen die Blutzuckerwerte morgens (nüchtern) bei 70 Milligramm/dl ,zwei Stunden nach einer Mahlzeit bei etwa 100 -120 Milligramm/dl.

Bei Zuckerwerten, die längere Zeit weit über dem Normalbereich liegen (über 160 mg/dl) muß mit gesundheitlichen Folgen gerechnet werden. So kann die Zuckerkrankheit Nierenerkrankungen, Gefäßschädigungen, Sehschwäche, offene Beine, Nervenschäden, Impotenz usw. nach sich ziehen.

Der wichtigste Grundsatz bei Zuckerkrankheit: Behandlung vom Arzt und ständige Kontrolle. Eine Schwarzkümmeltherapie sollte nur nach Absprache mit dem Arzt erfolgen.

Schwarzkümmel ist ein hochwirksames Naturheilmittel bei der Behandlung des Diabetes mellitus. Aus verschiedenen Studien geht hervor, daß bei regelmäßiger Einnahme des Schwarzkümmels die Zuckerwerte bis in den Normbereich gesenkt werden können. Doch müssen während der Behandlung die Zuckerwerte ständig kontrolliert werden, da bei manchen Patienten ein starkes Absinken der Zuckerwerte beobachtet wurde.

Schwarzkümmel-Anwendungen

- Dreimal täglich je zwei Kapseln Schwarzkümmelöl als Basisbehandlung.
- Zusätzlich das folgende Spezialrezept: Mischen Sie ein Glas feingemahlenen Schwarzkümmel, ein Glas feingemahlenes Inula Helenum, ein halbes Glas gemahlenen Origanum syriacum und ein Glas gemahlene Granatapfelschalen. Nehmen Sie einen Eßlöffel vor jeder Mahlzeit zu sich. Vier Wochen sollte die Behandlung dauern, dann wird die Menge langsam reduziert.

Was Sie sonst noch tun können

Die wichtigste Maßnahme bei Zuckerkrankheit ist die richtige Diät. Meiden Sie alle Nahrungsmittel, die zusammengesetzte Kohlenhydrate beinhalten. Dazu zählen Haushaltszucker, zuckerhaltige Lebensmittel, Süßigkeiten, Kuchen, zuckerhaltige Getränke, Produkte aus weißem Mehl, Teigwaren, Eis, Liköre, Bier usw. Sie sollten viel Vitamin C und Zink aufnehmen.
Jegliche Art von Bewegung ist angeraten, da der Zucker bei aktiver Muskelarbeit verbraucht wird. Reduzieren Sie Ihr Gewicht, und vermeiden Sie Streß.

Altbewährte Heilmittel

- Heublumenauflagen zeigen bei Zuckerkrankheit eine gute Wirkung. Erwärmen Sie die Heublumensäckchen 30 Minuten über heißem Wasserdampf. Legen Sie die heißen Heusäckchen in der Bauchgegend auf, decken Sie sich sorgfältig zu, und lassen Sie die Auflage eine Stunde einwirken.

- Altbewährt sind Knoblauch und Zwiebeln in jeder Form und Verwendung, am besten frisch auf ein Brot gelegt.
- Selleriesaft setzt den Blutzuckerspiegel herab. Auch Sauerkraut und Gurkensaft haben eine ähnlich gute Wirkung.
- Ein altbewährtes Hausmittel ist auch der Porree-Wein. Er wird folgendermaßen hergestellt: Zerkleinern Sie 500 Gramm Porree und übergießen ihn mit einem Liter Weißwein. Sie lassen die Mischung einen Tag lang zugedeckt stehen, seihen ab und trinken morgens und abends je einen Schluck davon.

Literaturverzeichnis

Heuter, Monika: 100 mal rasch kuriert, Bewährte Haus- und Heilmittel. Ariston Verlag. Genf 1988

Leibild, Gerhard: Die moderne Naturheilpraxis, Bassermann, Niedernhausen/Ts 1993

Linditsch, Jörg: Immer gesund. Mit der Natur heilen von A-Z. Peter Erd Verlag. München 1996

Pahlow, Mannfried: Das große Buch der Heilpflanzen. Gräfe und Unzer, München 1979

Pollak, Kurt: Wissen und Weisheit der alten Ärzte. Die Heilkunst der früheren Hochkulturen. Eltville 1993

Rücker, Ulrich: Doktor Natur, Das Lexikon der sanften Medizin, Ariston Verlag, Genf 1986

Schleicher, Peter, Sahleh, Mohamed: Natürlich heilen mit Schwarzkümmel. Südwest Verlag. München 1996

Simons, Anne: Das Schwarzkümmel Praxisbuch. Allergien, Abwehrschwäche und Infektionen natürlich vorbeugen. Scherz Verlag. München 1997